中国人的养生长寿智慧

杨 力 —— 编著

中国轻工业出版社

图书在版编目（CIP）数据

中国人的养生长寿智慧 / 杨力编著 . —北京：中
国轻工业出版社，2024.8
ISBN 978-7-5184-4638-4

Ⅰ . ①中…　Ⅱ . ①杨…　Ⅲ . ①养生（中医）—基本知识
②长寿—保健—基本知识　Ⅳ . ① R212　② R161.7

中国国家版本馆 CIP 数据核字（2024）第 048067 号

责任编辑：瀚　文　　　　　责任终审：高惠京　　　　　设计制作：悦然生活
策划编辑：付　佳　瀚　文　责任校对：朱　慧　朱燕春　责任监印：张京华

出版发行：中国轻工业出版社（北京鲁谷东街 5 号，邮编：100040）
印　　刷：艺堂印刷（天津）有限公司
经　　销：各地新华书店
版　　次：2024 年 8 月第 1 版第 1 次印刷
开　　本：710×1000　1/16　印张：14
字　　数：200 千字
书　　号：ISBN 978-7-5184-4638-4　定价：58.00 元
邮购电话：010-85119873
发行电话：010-85119832　010-85119912
网　　址：http://www.chlip.com.cn
Email：club@chlip.com.cn

序　言

从古至今，长寿一直是中国人孜孜以求的目标。无论是帝王将相，还是凡夫俗子，都希望自己能够长命百岁，无病无忧。中国的许多词汇，都包含着长寿的吉祥寓意：寿比南山、福寿绵长、万寿无疆、松鹤延年等，流露出人们对长寿的祈盼。

人究竟活多少岁，才能算作长寿呢？《左传》把"寿"分为上、中、下三等，称"上寿一百二十岁，中寿百岁，下寿八十"。《黄帝内经·素问》里说："故能形与神俱，而尽终其天年，度百岁乃去。"

中国人有许多长寿的秘诀，如道法自然、食饮有节、起居有常、情志舒畅、不妄作劳等，这些秘诀主要来自老祖宗传下来的经验，而这些长寿瑰宝又主要来源于博大精深的中医学。生活中我们经常看到，有不少耄耋之年的老中医依旧精神矍铄，仍在悬壶济世。

中国的长寿乡也很多，比如江苏如皋、广西巴马、山东莱州、湖北钟祥、新疆和田等，说明中国人有丰富的养生长寿方法。

这本《中国人的养生长寿智慧》，即以中医学养生精髓秘诀为主，包括中医药食养生、针灸穴位、推拿艾灸等，结合动静养生、四季调养、两性保健、情绪调节，以及疾病预防秘诀等中华民族几千年传承下来的养生瑰宝，特向广大读者推荐！

最后，祝所有中国人健康长寿！

2024 年 2 月 9 日（除夕）于北京

老祖宗传下来的
养生长寿经

晨起三片姜，赛过喝参汤。

萝卜出了地，郎中没生意。

人愿长寿安，要减夜来餐。

三天不吃青，嘴巴冒火星。

吃米带点糠，老少都安康。

核桃山中宝，补肾又健脑。

阳春三月三，荠菜当灵丹。

饥不暴食，渴不狂饮。

鱼生火，肉生痰，萝卜白菜保平安。

早上吃好，中午吃饱，晚上吃少。

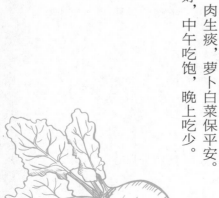

吃穿住行

头要凉，脚要暖，肚子不要满。

睡觉不蒙头，清晨郊外走。

午觉睡得好，犹如捡个宝。

菊枕常年置头下，老来身轻眼不花。

热水泡脚，胜吃补药。

日出而作，日入而息。

吃人参不如睡五更。

寒从脚起，病从口入。

汗水未干，冷水莫沾。

宁可常常三分寒，不可棉裹一身汗。

常在树林转，润肺身体健。

闻鸡起舞，床不可贪。

运动养生

药补不如食补，食补不如动补。

天天千步走，药铺不用找。

锻炼要趁小，别等老时恼。

要想腿不废，走路往后退。

出汗不迎风，跑步莫凹胸。

饭后百步走，活到九十九。

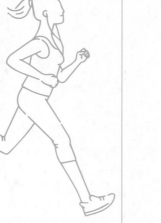

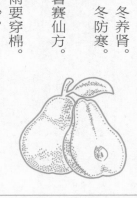

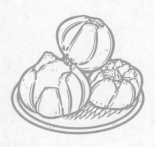

四季调养

春不减衣，秋不戴帽。

春养肝，夏养心，秋养肺，冬养肾。

春防风，夏防暑，秋防燥，冬防寒。

吃了端午粽，再把棉衣送。

夏天一碗绿豆汤，解毒祛暑赛仙方。

夏不坐木，冬不坐石。

一场秋雨一场寒，十场秋雨要穿棉。

金秋欲解燥，百合梨子最奇妙。

白露白茫茫，无被不上床。

冬不蒙头，春不露背。

冬吃萝卜，夏吃姜，一年四季保平安。

冬练三九精气藏，开春打虎有力量。

两性保健

男不离韭，女不离藕。

男怕伤肝，女怕伤肾。

过了重阳节，夫妻各自歇。

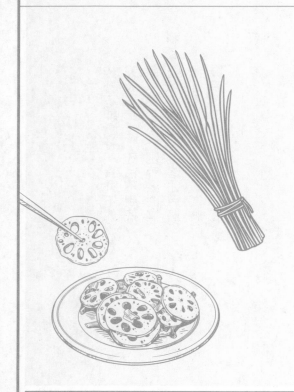

情绪调理

怒伤肝，喜伤心，悲忧惊恐伤命根。

一日三笑，人生难老；一日三恼，不老也老。

笑一笑，十年少；愁一愁，白了头。

要活好，心别小；善制怒，寿无数。

身安不如心安，房宽不如心宽。

知足者常乐，能忍者自安。

逢君莫问留春术，淡泊宁静比药好。

病来身上心放宽，战胜疾病须乐观。

不气不愁，活到白头。

疾病预防

病人不忌嘴，大夫跑断腿。

欲得长生，肠中当清。

久视伤血，久卧伤气，久坐伤肉，久立伤骨，久行伤筋。

吃得慌，咽得忙，伤了胃口害了肠。

头为精神之府，日梳五百健耳目。

清晨叩齿三十六，到老牙齿不会掉。

日撮谷道一百遍，消除疾病又延年。

拍打足三里，胜吃老母鸡。

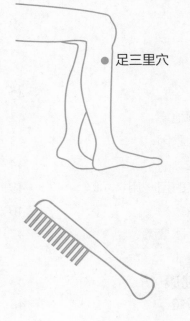

● 足三里穴

目 录

part **3**

阴阳调和、气血不虚 是长寿的根本

part **7**

人体自带『长寿药』，
按按捏捏活得长

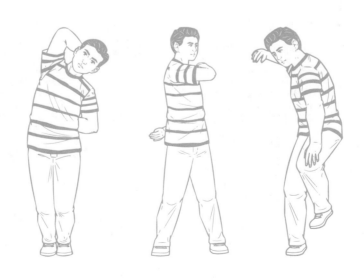

part
10

常见病防治有妙方，
踢开长寿的『绊脚石』

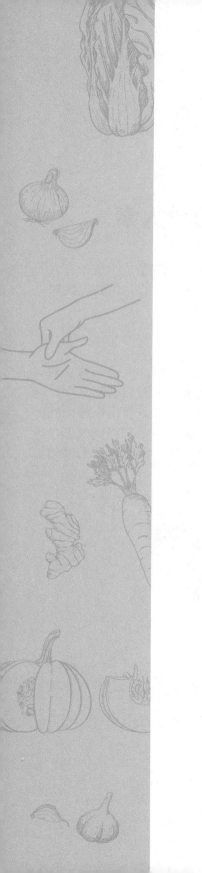

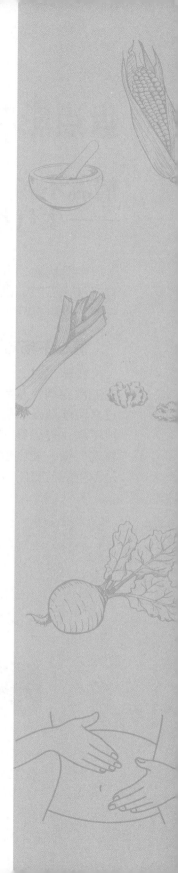

part

1

对早衰说『不』，
消除影响长寿的隐患

盘点影响长寿的危险因素

情志不畅
——生气和抑郁往往是大病的导火索

中医认为，人的情绪与人体内脏相对应。正如《黄帝内经》所说："人有五脏化五气，以生喜怒悲忧恐。"喜对应心，怒对应肝，悲对应肺，忧对应脾，恐对应肾，情绪过极会损伤相应的脏器。

情志不畅对身体有哪些害处

具体来讲，大喜伤心，大怒伤肝，大悲伤肺，大忧伤脾，大恐伤肾。喜怒无常易诱发疾病，"百病生于气"，如大怒则气血上冲过度易得脑卒中；过喜可能诱发心脏病；过悲可致肺气受损而导致咳喘；过忧则气郁伤脾而吃饭不香；过恐则伤肾致精关不固，出现大小便失禁。正所谓："怒则气上，喜则气缓，悲则气消，恐则气下，惊则气乱，思则气结"。因此，调节情绪是养生的首要任务。

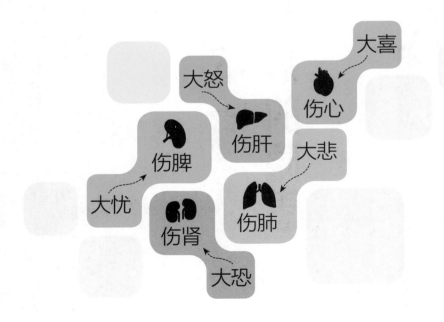

生气和抑郁是现代人的两大糟糕情绪

现代人生活压力大，难免碰到各种不如意的事情，于是常被生气和抑郁这两种负面情绪所困扰。中医讲"百病生于气"，这个"气"指的是"肝气浮结"，也叫"肝气不疏"，简称"肝郁"，原因就是生气和憋屈。在人体五脏中，肝为将军之官，主怒。所以，生气首先损伤的脏器就是肝。肝有升发疏泄的作用，主管全身气机的舒畅，怒则气机郁滞不通，不通则容易生病。

抑郁常因思虑过多导致，"感时花溅泪，恨别鸟惊心"，这是抑郁心理的普遍现象，大自然的花开花落、草木凋零，都会使人变得情绪低落。许多消化系统疾病都是由于心情抑郁，致使肝气郁结，而肝气郁结又导致脾气不升，由此患病。中医将这类疾病形成的过程和原因称为"肝木横逆克脾土"。现代人肠道长肿瘤的较多，一个很重要的致病因素就是情绪郁结。研究显示，愤怒、激动的情绪能使副交感神经系统处于异常紧张的状态，从而改变消化道蠕动的节律，时日一久就容易诱发肠道肿瘤。

因此，学会调节情绪，远离生气和抑郁，就能避免大病。

延伸阅读

当下，我们怎样减轻心理压力

忙而不乱：又忙又乱，影响工作效率，必然会加重心理压力。忙而不乱，才能减轻心理压力。要做到忙而不乱，定计划很关键，即定好年、月、周的工作计划。

加减乘除：人的一生，本来就是"加减乘除"的一生。40岁以前是"加"的时期，40岁之后就进入"减"的时期。

适度原则：量体裁衣、量力而行，不超负荷运转，避开恶性竞争。

防患未然：凡事预则立，不预则废。事前要充分评估利弊，尤其要把不利因素、难以掌控的因素都要考虑周密，了然于胸。防患于未然，才能胸有成竹。

轻重缓急：在一大堆事情面前，要分轻重缓急，先把急的事情办好，再办缓的事情。千万不要眉毛胡子一把抓，这样只会越忙越乱。

饮食不节
——饮食失衡，引发"三高"等慢性病

高血压、血脂异常、糖尿病的形成，与其说是与生活水平提高有关，不如说是与不健康的生活方式有关。管不住嘴，迈不开腿，身体发福，日积月累，就会被"三高"（指高血压、高血脂、高血糖）等慢性病盯上。

"富贵"久了，身体就会出问题

生活水平提高后，人们吃得好也吃得多，热量过剩的同时活动量却越来越小，体质逐渐变差。我们的祖先在食物短缺的时代就告诫人们"爽口物多终作疾"。过多食用高热量精细食物，加之运动不足，就会造成肥胖，"三高"等"富贵病"也随之而来。

《黄帝内经·素问》中提出"五谷为养，五果为助，五畜为益，五菜为充"的配膳原则，已经充分体现了食物多样化和平衡膳食的要求，这与现代营养学的膳食平衡原理不谋而合。

平衡膳食的核心原则

平衡膳食的核心内容概括起来就是：全面、均衡、适度。

全面指食物多样化，食物种类越广泛越好，这是营养平衡的基础。单靠一种或几种食物不能提供人体所需的全部营养素，这就要求人们的饮食多样化。

均衡指的是各种食物数量间的比例要合理，即应该达到最接近人体吸收并可维持生理健康的程度。

适度指的是各种食物的摄入量要与人体的需要相吻合，过多过少都会影响健康。

怎样能够做到营养均衡呢？《中国居民膳食指南（2022）》根据中国居民膳食的特点，按照平衡膳食的原则，对各类食物的适宜摄入量做了推荐，并以宝塔形式表现出来，这就是"中国居民平衡膳食宝塔"（简称"宝塔"）。宝塔可以帮助人们合理地选择食物，保证品种多样化和合理搭配。

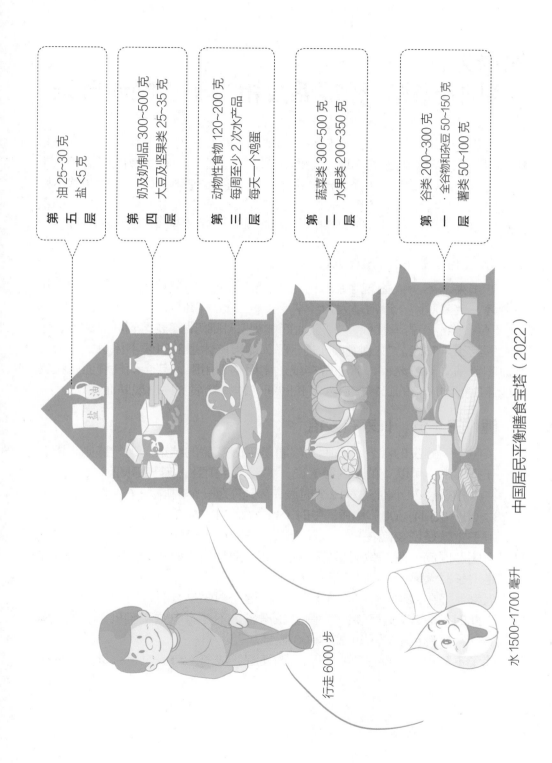

第五层　油 25~30 克
　　　　盐 <5 克

第四层　奶及奶制品 300~500 克
　　　　大豆及坚果类 25~35 克

第三层　动物性食物 120~200 克
　　　　每周至少 2 次水产品
　　　　每天一个鸡蛋

第二层　蔬菜类 300~500 克
　　　　水果类 200~350 克

第一层　谷类 200~300 克
　　　　·全谷物和杂豆 50~150 克
　　　　薯类 50~100 克

行走 6000 步

水 1500~1700 毫升

中国居民平衡膳食宝塔（2022）

21

起居失常——
作息不规律，经常熬夜相当于"慢性自杀"

随着生活压力加大、工作节奏不断加快，熬夜已经成为现代人一个非常普遍的现象，很多时候为了完成工作计划，为了能够拥有更多的所谓"属于自己的时间"，很多人选择通宵加班工作或者深夜追剧，这是一种非常不好的习惯，会对身体造成不良影响。我国各地区长寿老人调查结果表明，寿星们的睡眠质量都相当好。想要睡眠质量好，必须坚持作息规律，避免熬夜。

你熬的不是夜，是肝血

近年来，不少人出现了眼睛干涩的现象，通常表现为：眼干眼痒、视疲劳等。究其原因，通常是因为经常熬夜导致的严重肝血亏虚。

《黄帝内经》告诉我们，"肝受血而能视"，即眼睛需要得到肝血濡养，才能发挥其正常功能。"人卧则血归于肝"，如果该休息的时候不休息，就会耗肝血和肾精。除了熬夜，劳心费神或过度用脑、用眼，都会消耗肝血。夜晚不能让肝得到应有的修复，白天又长时间劳神，就很容易出现肝血不足。

睡好子午觉，长寿有妙招

按照中医养生的观念，睡眠与醒寤是阴阳交替的结果。阴气盛则入眠，阳气旺则醒来，所以《黄帝内经》说："阳气尽则卧，阴气尽则寤。"

古人把昼夜24小时分为12个时辰，2小时为一个时辰。子午觉就是子时（23：00～次日1：00）熟睡，午时（11：00～13：00）午休。

睡子觉就是说夜晚在子时以前上床，子时进入最佳睡眠状态。因为子时是"合阴"时间，睡眠效果最好。睡午觉，就是在午时小憩片刻。所以睡子午觉是"子时大睡，午时小憩"。

大家最好在22：00左右就上床睡觉，这个时候是亥时，还有个名字叫"入定"，此时人应该安静下来，为睡觉做准备，不要看电脑和手机了。如果实在做不到，最晚也不要超过23：00睡觉。

除了不熬夜，还要注意保证充足的睡眠，成年人每天至少保证7小时的睡眠。

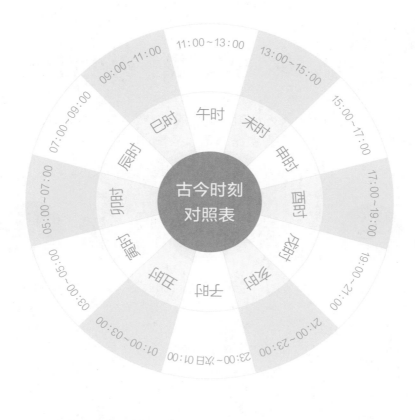

古今时刻对照表

睡前用温水泡脚有助睡眠

晚上睡觉前用温水泡脚，可以促进心肾相交，有助于入眠。

延伸阅读

四季泡脚各有裨益

中医理论中，一年四季泡脚各有益处：春天泡脚可升发阳气、养肝；夏天泡脚可健脾胃、除暑湿；秋天泡脚可滋阴润肺；冬天泡脚可养肾强体。

六淫致病
——风、寒、暑、湿、燥、火生百病

中医认为，人的生老病死都和大自然的风、寒、暑、湿、燥、火六气（又称六淫）密切相关，人的许多疾病都是六气惹的祸。

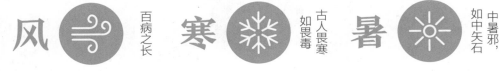

风 百病之长

寒 古人畏寒如畏毒

暑 中暑邪，如中矢石

中医认为，风是"百病之始"，又称为"百病之长"。换句话说，风就是各种疾病产生的源头。

不少人都有过这样的经历："昨晚开着空调睡觉，早上起来就嗓子疼""一吹风，胃就受不了""昨天受了风，今天就感冒了"……这些症状都有一个共同的特点：受风了。由此可见，风的危害真不小。所以古人有"避风如避箭""神仙也怕脑后风"等说法。

"天一冷，我的老寒腿就开始痛""着凉了，肚子痛""上次月经刚来的时候吃了冷饮，这次痛经了"……这些病症有一个共同点，就是受了寒。用中医的话说，是受了寒邪。中医认为寒邪往往是致病的源头，冻疮、痛经、胃炎、风湿都与寒邪有关。因此，古人躲避寒邪就像躲避毒药一样。

夏天暑邪猖獗，我们的身体就会出现头晕恶心、消化不良、睡眠不安等问题。正因为暑邪狠毒，所以古人称暑邪伤人"如矢石之中人也"。矢石，是古代守城用的兵器，杀伤力大，且易一击毙命。对付暑邪，古人的方法是"避"。

什么是中医学的五运六气

五运就是木、火、土、金、水，依木（春风温）、火（夏暑热）、土（长夏雨湿）、金（秋凉燥）、水（冬寒）五行性质顺序相生，由地气所主。一年共有五运，分五步，每步73天。所谓"六气"，指的就是风、寒、暑、湿、燥、火，分六步，每步61天，与大地相关，从而影响万物生长。五运和六气二者相结合，就形成了气候的变化。它根据每年地球的运转，探讨天影响大地而产生的气候变化，进一步说明人体可能会发生什么样的疾病，怎么去预防疾病和养生。这就是所谓的"五运六气"。

湿 阳气杀手

中医认为，湿为阴邪，易克脾胃。也就是说，湿气对脾胃的影响很大。现代人多发的胃肠炎、食欲不振、脘腹胀满、呕吐等胃肠病，都跟湿邪脱不了干系。湿邪容易跟其他外邪结合，跟热结合就是湿热；跟风结合就是风湿；跟寒结合就是寒湿……湿邪具有趋下、黏滞、重浊等特点，导致湿邪很不容易祛除。因此中医称湿邪为"千寒易除，一湿难去"。对付湿邪，一般的方法是健脾祛湿。

燥 肺的克星

生活中，经常会出现与"干"相关的字眼，比如"皮肤干""头发干""嗓子干""大便干"……这里所说的"干"，都是燥邪引起的。燥邪最容易伤肺，肺为"娇脏"，喜湿润而恶燥，所以燥邪入侵时，肺最容易受伤。对付燥邪，不同病症有不同医治的方法，但万变不离"润"。

火 耗气伤津

在生活中，许多人经常会遇到这些场景：嘴里长疱、舌头生疮、牙痛、牙龈出血、身体燥热……去医院检查，医生说是"上火了"。这里的火就是火邪。火邪为阳邪，燔灼向上，易耗气伤津，所以不能等闲视之。扑灭火邪，最好的方法就是"清"。

吸烟无度——坚决戒烟

烟是危害健康的利刃，百害而无一利，所以要坚决戒烟。

烟草对身体的毒害有多大

挪威学者曾历时25年，分析了4.3万名吸烟者的健康和死亡记录，发现每日吸1~5支烟者死于心血管疾病和肺癌的风险是不吸烟者的4倍。

吸入尼古丁、一氧化碳、烟碱和其他毒性物质，不但会导致癌症（尤其是肺癌），增加呼吸系统疾病风险，还会显著增加心脑血管疾病风险，如心肌梗死、猝死和脑卒中。

尼古丁是一种强有力的兴奋剂，可使血压升高、心率加快、损伤血管内膜。而一氧化碳与血红蛋白结合，会使人体产生缺氧反应，造成动脉壁缺氧、水肿，血管内皮受损，为胆固醇在血管壁沉积创造条件，诱发动脉粥样硬化。吸烟还会使胰岛素敏感性下降，产生胰岛素抵抗，使脂代谢发生紊乱，同样促发动脉粥样硬化。

吸烟是导致心脑血管疾病的三大主要原因之一，所以远离烟草能降低心脑血管疾病和癌症的发生风险。关于戒烟的益处，详见 27 页图。

戒烟的小窍门

窍门1	闲暇时尝试做一些事情转移注意力，比如做手工、园艺修剪等
窍门2	抛弃消极的想法。憧憬一下没有烟草的美好生活，注意力不要放在戒烟有多么困难这种想法上
窍门3	不要携带烟草及其匹配物，将它们放到不易取到的地方。丢掉所有烟草、打火机等吸烟用具
窍门4	选择无烟环境。享受户外活动或者去禁止吸烟的场所，如图书馆、博物馆、电影院等

戒烟 15 年:
冠心病风险与不吸烟者相同。

戒烟 8 小时:
血液中一氧化碳含量降至正常水平,血液中含氧量增至正常水平。

戒烟 10 年:
肺癌发生率降至非吸烟水平。

戒烟 48 小时:
嗅觉和味觉对外界物质敏感性增强。

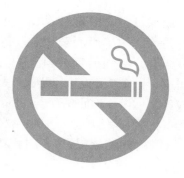

戒烟 5 年:
比吸烟者肺癌病死率下降 50%,口腔癌、食管癌发病率下降 50%,心肌梗死发病率降至非吸烟者水平。

戒烟 72 小时:
肺活量增加。

戒烟 2 周:
肺功能有所改善。

戒烟 1 年:
冠心病风险减至吸烟者的一半。

戒烟 1~9 个月:
咳嗽、鼻窦充血、疲劳、气短等症状减轻,痰减少,发生肺感染概率减少,体重增加。

　　请相信,戒烟只有好处,没有坏处。早戒早获益,晚戒晚获益。只要戒烟,任何时候都不晚!

嗜欲过度——克制欲望，淡泊名利

《黄帝内经·灵枢》中说："人之寿夭各不同，或夭寿，或卒死，或病久"。每个人的寿命各不相同，有的人健康长寿，有的人却夭折或猝死，还有的人成了"药罐子"，病病歪歪一辈子。

一个人的健康与寿命，60% 取决于自己

有些人为什么短命呢？《黄帝内经》告诉了我们答案："以酒为浆，以妄为常，醉以入房，以欲竭其精，以耗散其真，不知持满，不时御神，务快其心，逆于生乐，起居无节，故半百而衰也。"饮酒无度，房劳无节制，消耗了自身的精气，贪欲存心，不懂得呵护自己的心神，起居无常，所以不到50 岁就衰老了。由此看来，一个人的健康寿夭，很大程度上都是自己造成的。

世界卫生组织（WHO）的一项研究结果表示：一个人的健康与寿命，60% 取决于自己，15% 取决于遗传因素，10% 取决于社会因素，8% 取决于医疗条件，7% 取决于气候（如酷暑或严寒）因素。由此可以看出，健康和长寿的金钥匙是掌握在自己手中的。

"饱暖思淫欲"，会使人损阳折寿

俗话说，"饱暖思淫欲"，有的人手上有了钱，就去花天酒地，过着奢靡无度的生活，不知节戒色欲，不珍惜自己的精气，尽管有很好的营养品来调补，有优越的生活环境，也只是金玉其外，败絮其中，是不会健康长寿的。据说，清代乾隆皇帝之所以长寿，全靠御医教他"远房闱，习武备"之故。当然，如果只讲习武，不注意保精，长寿也是不可能的。所以，千万注意"度"，如果长期不节欲，会出现精神不振、头晕目眩、失眠健忘、腰酸背痛、耳鸣耳聋等肾虚现象。

中医认为，精是人体赖以生存的精微物质，精充则元气旺盛、体健寿长；精耗则元气伤、体衰而不能尽其天年。所以，节欲才能固肾精、养元气，延缓大脑衰老。反之，纵欲则会导致早衰体弱、百病丛生。

淡泊名利，知足者寿

名利之心人皆有之，但切不可把名利看得太重。《黄帝内经》讲"恬淡虚无，真气从之，精神内守，病安从来"。任何名利都比不上身体的健康、内心的知足、家庭的和睦。研究证明，如果人心存过高欲望，会使大脑神经长期处于紧张状态，使心率加快，有损健康。因此，做到淡泊名利很重要。

延伸阅读

《黄帝内经》教你活到天年的大智慧

《黄帝内经》从养生的角度找出了长寿和折寿的原因："上古之人，其知道者，法于阴阳，和于术数。食饮有节，起居有常，不妄作劳，故能形与神俱，而尽终其天年，度百岁乃去。"

也就是说，懂得养生之道的人，会根据自然界的客观规律来起居生活，按照正确的保健方法锻炼。饮食有节制，欲望要克制，生活有规律，劳逸适度，让自己的肉体和精神都保持最佳状态，这样就能活到天年。

乱服药物——吃错药害人不浅

生活中有一些人很关注养生，平时看了一些简单的中医药方面的知识，就认为自己无所不能。身体不舒服了，经常去药店买五花八门的药来服用。其实这样做是很草率的，如果选错了药物，可能会增加体内的"毒"。

乱服药者常有哪些表现

第 1　盲目听从广告。广告一说，就百依百顺，去买药服药。任何一种药都有其适应证和禁忌证，不是通治一切疾病的神药，也不是通治某种病的神药。因此，一定要遵医嘱服药，避免盲目听从广告，自己服药。

第 2　略懂医学知识，自己给自己下药服药。这种行为是不可取的，很多病症，连临床经验丰富的医生都会感到棘手，普通人更不能轻易给自己开药。

第 3　盲从"久病成良医"之说，缺少对病情变化的了解，坚持按老处方服药。其实，随着病情变化，方剂剂量、药味都会有所变化。

宁可不吃药，也不要乱服药

从古至今有不少因药物不对证产生其他病症的例子。比如本应通过发汗的方式治疗，却用了攻下的方法，以致伤了身体的阳气，让邪气长驱直入，形成了结胸证。所以，宁可不吃药，也不要乱服药。

人体衰老的表现和症状，你占了几个

脱发、白发——肾气不足、肾精亏虚

中医有"肾其华在发""发为血之余"的说法。头发是靠肾精和血液来滋养的，可以说头发的好坏主要取决于肾精、血液是否充足。如果经常出现脱发或者年纪轻轻就白了头发，就可能是肾出现了问题。

毛发的质量与肾中精气有关

人体毛发的生长与脱落、润泽与干枯，都与肾中精气的盛衰有着密切的关系。

毛发的生长、营养滋润，要靠营血的滋养，所谓"发为血之余"。发的生机根源于肾，因为肾藏精，精化血，精血旺盛，则毛发粗长而润泽。年轻时，精血旺盛充盈，则发长而润泽；衰老、肾气不足或由其他各种原因所致精血衰少时，则毛发干枯易折、变白且易脱落。

中医调理白发、脱发，多从肾论治

对于恼人的白发、脱发问题，中医调理多从肾论治。临床上常用的七宝美髯丸，就是治疗白发、脱发的优秀方剂，主药是滋养肝肾的制何首乌。这款中成药各大药店和中医院都有销售，大家可根据医嘱选购、使用。

> **延伸阅读**
>
> **用脑过度，是导致现代人白发、脱发的主因**
>
> 当下很多年轻人出现了白发、脱发。为什么生活条件好了，头发的营养反而供不上了呢？原因很简单，就是用脑过度。身体的"库存"入不敷出，再加上缺乏运动，大脑供血难以保证，不能很好地充养头发，所以就出现白发、脱发了。

中药小档案

药名：制何首乌

性味：性微温，味苦、甘、涩

归经：归肝、心、肾经

功效：补肝肾、益精血

长皱长斑——肝气郁结、肝血瘀滞

生活中经常有人为长皱长斑而苦恼。中医认为，面部长皱长斑，主要是肝气郁结、肝血瘀滞引起的。疏肝解郁、活血化瘀才是关键。

肝血瘀滞，脸上就会长皱纹和斑点

肝是和情志联系很紧密的器官。中医认为，肝脏一主疏泄，二主藏血。发怒伤肝，可致肝气郁结、肝血瘀滞。肝气郁结，使人终日愁眉苦脸，郁郁寡欢，皱纹渐长；肝血瘀滞，使人体内的毒素更易堆积，导致面色暗沉，出现黄褐斑等。

疏肝解郁、活血化瘀，面色红润有光泽

从根本上改善恼人的皱纹和色斑，就要疏通体内郁结的肝气，活血散瘀。中药学中，玫瑰花可以入肝、脾二经，具有行气解郁、活血散瘀的功能。许多医书中都记载玫瑰花可解郁，用于治疗肝郁气滞引起的胸胁胀痛等症。玫瑰花的芳香气味可以行气、开胃，能够促进食欲。经常喝玫瑰花茶，可以缓解疲劳、疏肝解郁。同时，玫瑰花茶也可改善因气滞血瘀引起的皱纹、色斑等。

除此之外，玫瑰花对血瘀引起的痛经、月经不调等也有一定的好处。

中药小档案

药名：玫瑰花

性味：性温，味甘、微苦

归经：归肝、脾二经

功效：缓解疲劳、疏肝解郁、活血化瘀

玫瑰花茶

材料：玫瑰花蕾5～6朵或玫瑰花冠2～3朵，蜂蜜或冰糖少许。

做法：

1. 在冲泡前提前温热茶杯，以防花茶的温度下降太快，影响花香的释出。

2. 在水杯中或养生壶中放入玫瑰花，倒入热水，加入蜂蜜或冰糖，放置5分钟左右，待玫瑰花的香气微微飘出即可。

温馨提示：女性经期、孕期忌服玫瑰花茶。

五感退化——五脏虚衰、气血不足

人有五感——视、听、触、嗅、味。缺少任何一种感官都会使我们的生活充满遗憾：看不见周围的世界；听不见他人的交谈或美妙的音乐；感受不到来自挚友的拥抱；闻不出花香；尝不出佳肴的美味。随着年龄增长，不少老年人的五感功能逐渐退化，给生活带来很大不便。五感退化，其实是五脏虚衰、气血不足引起的。

五感和五脏的对应关系

中医认为，"肝开窍于目"，视力下降主要是肝血不足所致；"肾开窍于耳"，听觉下降是肾气虚弱导致的；"心脑相通"，触觉下降是心血不足引起的；"肺开窍于鼻"，嗅觉下降，是肺气不通的表现；"脾开窍于口"，味觉减弱，是脾胃虚弱添的乱。因此，预防五感退化，就要从补养五脏和气血做起。可以常吃一些补益五脏的食物，如韭菜、黑豆、大枣、白萝卜、小米等，以固护五脏，避免五感退化。

五感退化有哪些危害

听力下降，可能引起耳鸣、耳聋，也可能是高血压、动脉粥样硬化、糖尿病等慢性病的征兆。视力明显下降可能是糖尿病性视网膜病变，高血压患者的视网膜容易出现水肿，也会引起视力的改变。味觉的下降与嗅觉、心理、疾病等多种因素有关，一些疾病包括糖尿病、上呼吸道感染和风湿性关节炎也会影响味觉；当对食物气味的辨别能力减退，对一些危险气体如煤气等也无法察觉，很容易出现危险。触觉下降可能是神经系统病变的征兆，大脑中枢神经出现损伤，比如偏瘫、脑出血、脑卒中等会感觉麻木；触觉下降还会影响关节、肌肉和肌腱的传感器，更容易摔倒。

五感退化如何应对

五感退化的表现	应对方法
听力下降	1. 不要随意掏耳朵。耵聍实际上是外耳道的保护层。经常掏耳朵会导致听力受损、中耳炎等问题 2. 避免声音伤耳。戴耳机时，音量不要超过 60 分贝，连续使用耳机不要超过 60 分钟，减少对内耳的损伤。尽量远离噪声环境，尤其不要在公交车上、地铁上放大耳机音量
视力下降	1. 使用电脑和手机的时候不要离得太近，屏幕不要太亮，建议每 30 分钟让眼睛休息一下，眺望一下远方 2. 适度摄入绿叶蔬菜，宜多吃富含 $\omega-3$ 脂肪酸、类黄酮的食物
味觉下降	多吃一些芹菜、洋葱等口味浓郁的蔬菜，烹调时适量加入大蒜、醋调味，可提升口感，刺激味觉
嗅觉下降	按照世界卫生组织（WHO）的建议进行嗅觉训练，包括每天闻柠檬、玫瑰、丁香，一天 2 次，每次 20 秒
触觉下降	跳舞、打球、遛狗等活动，可以帮助提高身体的协调性和灵敏度，帮助恢复触觉

延伸阅读

中医对五脏衰老的预测

肾衰先兆：耳聋、脱发、掉牙、骨缺钙。肝衰先兆：眼花、手脚不灵活。脾衰先兆：吃饭不香，肌肉萎缩。心衰先兆：舌不灵，血脉不利。肺衰先兆：毛发枯黄，嗅觉失灵，皮肤干燥。

消化功能减退——脾胃虚弱

随着年龄的增长，人的消化功能也会随之减弱。不少中老年人表现出腹胀、腹痛、便秘、腹泻等问题，中医认为，这是脾胃虚弱的表现。脾胃是人的后天之本，是消化吸收食物的重要器官。脾胃功能正常，人才能吃得香、消化好，身体才能得到充足的营养。

脾胃虚弱，应该怎样调理

脾胃虚弱的原因主要有两个方面：一是肝郁气滞，导致肝气犯脾，影响脾胃的运化功能；二是脾胃本身的虚损，导致气血不足，不能滋养脾胃。

肝郁气滞会影响肝的疏泄功能，使肝气逆行犯脾，导致脾胃的运化功能受损，出现食欲不振、腹胀、呕吐等症状，使脾胃更加虚弱。调理时应解除肝气的压制。保持心情舒畅，避免生气、忧虑、抑郁等负面情绪；可以多吃柑橘类、绿叶蔬菜等可疏肝解郁的食物，少吃辛辣、油腻、甜腻的食物，避免加重肝郁气滞。

脾胃本身虚损引起的消化不良，可以用通中焦的方法进行调理。通中焦是指消除脾胃的积滞，使脾胃的运化功能恢复正常。可以多吃山药、大枣、薏米等可健脾行气的食物；还可以每天按揉中脘穴 100 次，以促进中焦气机的运行。

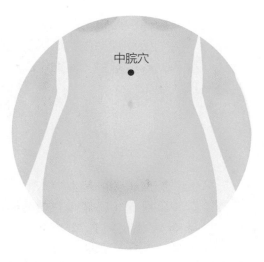

中脘穴

中脘穴：在上腹部，前正中线上，脐中上 4 寸

4 个小动作，改善消化功能

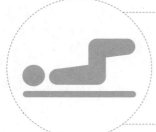

胃痛：高抬双腿

该方法借助了瑜伽中的"船式"姿势，它能抬升横膈，减轻胃部和肝部所承受的压力，从而缓解胃部痉挛、上腹部疼痛等。

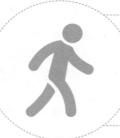

便秘：快步走

大幅度地摆动手臂，大跨步走，可起到促进肠道蠕动的作用，有助于排出宿便。

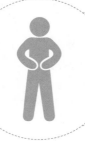

腹泻：摩腹

常做摩腹动作，可以促进脾胃运化，消食化积、暖脾散寒，有助于改善脾胃虚寒引起的腹泻等。

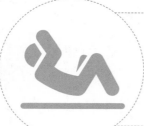

腹胀：仰卧起坐

仰卧起坐是简单有效的锻炼方式，它不仅能燃烧腹部脂肪、锻炼核心肌群，还有助于提升消化功能，预防和缓解腹部胀气、胃部胀满等胃肠道动力不足的问题。

牙齿松动、身高缩水——肾气亏虚

很多老年朋友会有这些感受：发现自己明显驼背，身高缩水；牙齿松动、脱落；走路越来越不利索……

牙齿松动、掉牙：提示肾气不足

牙齿松动、掉牙和肾有什么关系呢？中医认为"肾主骨"，而"齿为骨之余"，这说明牙齿与肾脏的紧密联系。肾中精气充足，则齿健发黑。

随着年龄的增长，人的肾气会越来越衰弱，肾气不足就会导致牙齿松动、脱落及牙周炎等。部分人到了中年就会出现牙齿松动，很可能是肾虚引起的，肾虚则骨失所养，牙齿就会不坚固，松动易脱。

牙齿松动的人可以经常食用黑芝麻、板栗、核桃等，也可以炖腔骨、煲猪蹄汤等，还可以用枸杞子泡茶、煲汤、煮粥或直接嚼碎后用温水送服。

身高缩水：建议适当补钙

为什么有的中老年人身高会"缩水"？身高缩水的主要原因在脊椎上。脊椎由一个个小的椎体组成，包括颈椎、胸椎、腰椎、尾椎。虽然脊椎的椎体本身不会缩短，但是连接椎体的纤维组织随着年龄的增长，会萎缩变形，导致椎体间缝隙变窄，身高也会因此变矮。

适当补钙对于维护骨骼健康很重要。要想尽可能延缓骨纤维组织萎缩，放缓变矮的速度，中老年人可以多增加钙摄入，比如牛奶、鸡蛋、瘦肉、大豆及其制品等食物，都是补钙佳品，也可以在医生指导下服用钙片，辅以维生素D，以提高钙吸收率。

中药小档案

药名：枸杞子

性味：性平，味甘

归经：归肝、肾经

功效：补肾益精、养肝明目、补血安神

37

记忆力下降——心脑功能减退

身处快节奏的生活状态下，不少人出现了记忆力下降的现象，而且有年轻化趋势。这常常是心脑功能减退的信号，提示你：需要呵护心脑健康了。

许多脑方面的问题，都可以从心上找原因

我们形容一个人的记忆力好，常会说这个人脑子好使；有些人健忘，也会被认为是大脑出了问题，但其实这和心也有关系。心的功能正常时，我们会头脑清晰、思维敏捷，精力也会特别充沛；如果心的功能低下或异常，就特别容易出现一些精神方面的症状，比如健忘。

健忘指的是记忆力变差，遇事容易忘记。导致健忘的原因除去脑部器质性病变外，其实和心的功能好坏也有关系。心主血脉，为大脑提供血液，如果气血不通畅，那么大脑就不能得到充足的营养，记忆功能就会衰退，容易出现健忘症状。尤其是老年人，心脏功能减弱，血管弹性下降，导致输送到大脑的血液减少，进而出现健忘、失眠、头晕等症状，严重时甚至可引发阿尔茨海默病（即老年痴呆）。

心脑相连，脑不好也会反作用于心，影响人的神智。不过这种情况比较少见，从日常保健来说，还是要多保养心，心清则头脑自明。

养心补脑小窍门：手指梳头

这里告诉大家一个养心补脑的中医秘法，就是用手指梳头。头为诸阳之会，所有阳经都汇聚于此，按摩头部就等于按摩了所有的阳经。

操作方法是：先用手指略微用力揉后颈，使新鲜气血往头部流动，再用手指从额头向后脑勺梳头。梳头过程中遇到的小疙瘩都是经络不通的地方，可在此处停下，多按摩一会儿。每天用手指梳头10～15分钟就可以了。长期坚持手指梳头，人体经络就会恢复通畅，从而达到养心补脑的效果。

长寿之乡的长寿玄机

江苏如皋
青菜豆腐保平安

江苏如皋市的长寿老人数量远远高于国际标准，是名副其实的长寿之乡。

如皋老人每餐都吃得很清淡。早晚都喝大米粥或者玉米粥，外加包子等主食；中午是米饭加三菜一汤，多是青菜、萝卜、豆腐，这也应了"鱼生火，肉生痰，青菜豆腐保平安"的谚语。

如皋人的饮食传统可以归纳为"两粥一饭"，这种饮食观念对身体健康最有益的当属早晚的两顿粥。早晨喝粥有调节肠胃的作用，17：00~19：00正是肾经当令时间，这时喝粥，有补肾益精、益寿延年的功效。

广西巴马
饮食粗、杂、素、淡、鲜

广西壮族自治区西北部巴马瑶族自治县是世界五大长寿之乡中百岁老人分布率最高的地区，被誉为"世界长寿之乡"。

研究表明，巴马人长寿的主要原因是这里自然环境好，水和空气质量上乘，无污染，长寿老人大多长期食用天然生态食品。

巴马长寿老人的饮食有五个特点：粗、杂、素、淡、鲜。

粗——以粗粮类为主，巴马老人最喜欢吃野菜和玉米粥。

杂——巴马老人摄入的食物种类多。

素——巴马老人坚持"少荤多素"的饮食原则。

淡——严格控制用盐量，每天大约3克盐。

鲜——吃新鲜的时令食物。

山东莱州
健康的生活细节

山东莱州市被中国老年协会授予"中国长寿之乡"称号，成为中国北方首个获此殊荣的城市。

山东莱州人的长寿，得益于他们的生活细节：少生气、会消气、不赌气；晨起喝水、开窗通风、中午歇晌；冬晒太阳、夏爱乘凉；冷水洗脸、热水洗脚；无病早防、有病早治。

湖北钟祥 土鸡蛋、米茶助长寿

湖北钟祥市是楚文化的重要发祥地之一，长寿历史悠久，被称为长寿县已有 1000 多年。钟祥市沿袭至今的许多地名与"长寿"密切相连，像长寿店、长寿河、百岁村等。根据数据，截至 2022 年 12 月，钟祥市百岁以上老人达 118 位。2015 年，钟祥被联合国老龄所积极老龄化专家委员会认证为"世界长寿之乡"。

钟祥的百岁老人有一个特点，就是爱吃土鸡蛋，即当地的土黄鸡吃五谷杂粮所下的蛋（没有吃任何化学饲料），老人们常说："早晨喝下一碗鸡蛋汤，一天精神爽。"

钟祥人还有一个特别的嗜好，就是吃米茶，即用米做成的茶。其做法就是将钟祥本地产的麦仁或大米用铁锅炒黄，一次可以多炒一些放着。食用时，先在锅里将水烧热，再加入炒好的米，当米煮到刚开花时就关火，热吃、凉吃均可。很多专家在考察钟祥人的长寿秘诀时，认为钟祥人的长寿与吃米茶的习惯不无关系。他们认为米茶是优质米制作而成，不仅可以消暑解渴，而且有助于防控慢性病、延年益寿。

新疆和田 常喝富锶泉水、吃『长寿豆』

和田市位于新疆的最南端，以盛产和田玉而闻名，是著名的玉石之乡，也是被国际自然医学会认定的长寿之乡。

据检测，拉依苏村（和田市的一个村庄）的泉水锶元素含量较高。研究表明，长期摄入锶元素有助于调节免疫力，预防心血管疾病。

新疆和田居民每天吃的手抓饭里必备的配菜就是鹰嘴豆，鹰嘴豆也叫"长寿豆"。鹰嘴豆富含蛋白质、不饱和脂肪酸及各种矿物质等，非常适宜中老年人长期食用。

和田老人通常早睡早起，而且经常晒太阳，保证了维生素 D 的合成，降低了得骨质疏松的风险。

远离生气和抑郁，好心情是长寿的快乐因子

绝大多数的病都是气出来的

每次生气，都是往身体里埋了一颗地雷

身体与情绪的关系，就像河床与河水的关系，正常的情绪应该是：流淌但不郁结，经历但不压抑，感受但能放下。流水不腐，无论是喜悦、忧伤、愤怒，还是思虑和恐惧，只要能够从身体的河床中流走，都不会造成问题。但如果情绪一下子来得太多、太猛、太激烈，无法及时通过，憋住了，情绪洪水便会失控泛滥，冲毁身体。

不良情绪对身体的伤害不可低估

所谓不良情绪，就是指那些被压抑、憋屈在心里和身体，没有排解出去的情绪，心理学称之为"压迫性情绪"，这些情绪很不稳定，总是失控、乱窜，会严重破坏身体内部气血的流通。

不少人认为，心理与身体是两个系统，独立运行。憋屈虽然令心里很不舒服，但不会对身体造成多大伤害。其实不然，身体是有记忆的，并不会忘记情绪激烈的那一刻。

人的一生，所有被压抑的情绪都会被身体如实地记录下来，最终会在某个时刻爆发。

埋藏在心里的"情绪地雷"，会在身体脆弱之时炸响

每憋屈一次，就是在往身体里埋一颗地雷，某一天，它们会在身体最脆弱的时候炸响。正如《丹溪心法》中所说："气血冲和，万病不生，一有怫郁，诸病生焉。故人身诸病，多生于郁。"这里的"怫郁"，就是心情不舒畅，也就是感到憋屈。

延伸阅读

心情不舒畅时，如何调整

个性内向或不愿意和别人交谈的人，有不良情绪时，可选择清晨、太阳出来时，面向东方，借肝气升发、阳气上升时高歌一曲，以宣泄不快。

生气后总觉得喉咙堵得慌，是什么原因

有的人生气后，一段时间发现喉咙里好像有什么东西堵着，可是去医院检查，又没发现什么问题。这是怎么回事呢？中医将其称为"梅核气"。

梅核气，是郁结的肝气在作祟

梅核气，这个病的名字很形象，说的是患者感觉咽喉间像被塞了一个杨梅的核，堵在那里咽不下、吐不出，时有时无。虽然能明显感到咽喉异物感，但只是感觉，并不是真有东西堵着，吃饭说话也不受影响。

中医认为，这是因为心情不舒畅，使得肝气郁滞，痰与气纠结，停留聚集在咽喉所致。这类患者多是有气闷在心里，导致气机阻滞，结于咽喉。

调理梅核气，名医张仲景有妙方

张仲景在《金匮要略》里，针对这种病有一个方子，叫"半夏厚朴汤"。这个方子里，半夏化痰开结、降逆和胃，下行顺气；厚朴下气除满、散胸中滞气，能够行气祛湿。二者搭配共为君药。茯苓健脾渗湿，半夏祛湿化痰；苏叶芳香宣肺、顺气宽胸，散胸中郁结之气，共为臣药。生姜和胃降逆止呕，为佐药。

半夏厚朴汤　疏肝理气、和胃降逆

材料：生姜 15 克，半夏、茯苓各 12
　　　克，厚朴 9 克，苏叶 6 克。

做法：将上述药材洗净，放入砂锅，
　　　加入 2000 毫升清水熬煮，
　　　大火煮沸，改小火煮 20 分钟
　　　即可。

用法：早、晚各服用 100 毫升。

温馨提示：孕妇忌服。

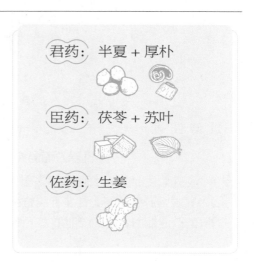

君药：半夏 + 厚朴

臣药：茯苓 + 苏叶

佐药：生姜

女人经常生气，容易导致乳腺增生

生活中难免会遇到不顺心的事情，如果没能及时排解，动不动就生气，会导致肝气不疏，气机郁滞。对于女性，当肝气积滞在乳房，时日一长患乳腺增生的概率就会加大。

为什么现在乳腺增生的女性偏多

现代女性工作压力大，生活节奏快，再加上缺乏心理疏导，容易把很多事都憋在心里。

乳腺增生的发生与肝气不疏关系密切。人总是焦虑、紧张、委屈、生气的话，肝气堵在那里，就容易被乳腺增生盯上。中医认为，乳头属肝，乳房属胃，如果木土失和，肝与脾胃失调，就会出现乳腺增生。

勤按摩，有助于疏通经络

按摩能够疏通乳房经络气血、活血化瘀，对缓解紧张情绪、预防乳腺增生有益。但要注意的是，当乳房出现红、肿、热、痛等症状或肿块时，禁止按摩，应及时就医。

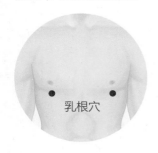

乳根穴

按揉乳根穴：理气化瘀止痛

快速取穴：在胸部，第五肋间隙，前正中线旁开4寸。

按摩方法：用拇指指腹按揉乳根穴50~100次。

主治功效：理气化瘀止痛，预防乳腺增生。

延伸阅读

乳腺方面的疾病，治肝是第一要务

乳腺增生、结节、纤维瘤是多出来的不该有的东西，调理应该用清泻的方法。因为乳腺归肝经所管，许多乳腺方面的疾病都是肝气郁结所致。肝气不疏会削弱肝的疏泄能力，肝的疏泄能力下降，邪气就易凝聚在乳腺部位而致病。

人身上有免费的"出气筒"，生气时用一用

人生气的时候，身上有免费的"解气药"——膻中穴，它是人体的"出气筒"。

刺激膻中穴缓解不良情绪，少生气，防百病

心包经有一个重要的穴位叫膻中穴，它在两乳头连线的中点上。人在郁闷或是生气的时候，会有一个习惯动作就是捶胸，捶的时候感觉气顺了些，其实捶的是膻中穴。

《黄帝内经》说"膻中者，为气之海""臣使之官，喜乐出焉"，即膻中穴是容纳一身之气的大海，它是主喜乐、主高兴的穴位，所以按摩此穴，可以打开"气闸"，让全身之气通行无阻。如果情绪不好，全身上下气机不畅，下不能达于足，上不能传于头，当然会觉得心烦意乱、胸闷不适。此时，按摩膻中穴，能宽胸顺气，情绪也就变好了。

按揉膻中穴：宽胸理气

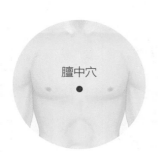

膻中穴

快速取穴：位于前正中线上，两乳头连线的中点。

按摩方法：用拇指或中指的指腹按揉，力度以稍有疼痛感为宜。每次按摩10秒钟即可，6次为1遍，每天按摩3～5遍。

主治功效：经常刺激膻中穴，可以加强气血运行。临床试验也发现，刺激膻中穴可以扩张血管，调节心脏功能。

延伸阅读

古先贤的养心智慧

孔子强调"仁者寿"，就是说善良的人宽容大度，会乐享长寿；老子提倡知足常乐、无欲无为、不争之道、道法自然，庄子提倡虚无静心、逍遥自在，这些都是长寿的法宝，值得现代人借鉴。

百合绿豆莲子粥，消消火、不憋屈

中医学认为，暑邪易侵犯心神，使人心烦意乱、易暴易怒。

夏季应心而养长，谨防暑热伤心

按照中医的五行学说，夏季属火，火属阳。夏天是一年中阳气最盛的季节，也是身体新陈代谢最旺盛的时候。所以，在心火很旺的夏天，一定要重点养护我们的心。

夏天是阳长阴消的极期，万物茂盛，心气内应，养生应以养心为主。这时要使气得泄（当出汗就出汗），因为夏天属阳，阳主外，所以出汗多；逆之则伤心，会降低人体适应秋天的能力，也就是所谓的"奉收者少"。

百合、莲子、绿豆，清心火、助睡眠的"好伴侣"

古人将莲子心称为"莲之心苗"，莲子心含"水之灵液"，盛夏时节才结出，能"交水火而媾心肾，安静上下君相火邪"。这里说的君相火邪，就是心火和肾火。我们可以将莲子心理解成"奇兵"，它引来肾水，灭了心火，火热被祛除了，人心不烦躁，就不憋屈了。百合可清除心烦、宁心安神，绿豆有清心火、助睡眠的作用。将莲子、百合、绿豆一起煮粥，可以清心、安神、止怒、助眠。

百合莲子绿豆粥 清心火

材料：大米60克，绿豆50克，干百合、莲子各10克，冰糖5克。

做法：

1. 大米淘洗干净，用水浸泡30分钟；干百合洗净，泡软；绿豆、莲子洗净后用水浸泡4小时。
2. 锅内加适量清水烧开，加入大米、莲子、绿豆煮开后转小火。
3. 煮50分钟后，加入百合、冰糖煮5分钟，至冰糖化开即可。

中药小档案

药名：百合

性味：性寒，味甘

归经：归心、肺经

功效：清心安神、清热除烦、养阴润肺

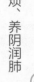

情绪不佳、总想发火，喝一碗佛手冰糖粥

中医认为，经常发火跟肝脏有关。无论发火是因为肝气郁结还是肝火上逆，都会损伤肝脏。发火后，感觉胃脘憋闷不适时，可选择疏肝理气的食疗方——佛手冰糖粥。

佛手搭配冰糖，疏肝和胃效果好

佛手可用于调理肝胃气滞、胸胁胀痛、胃脘胀痛等病症；冰糖性平，味甘，归脾、肺经，有补中益气、和胃润肺、止咳化痰的功效。将佛手和冰糖搭配起来煮粥食用，可以疏肝解郁、健脾开胃，缓解情绪不佳，控制易怒情绪。

佛手冰糖粥 疏肝理气，和胃

材料：大米100克，佛手10克，冰糖5克。

做法：

1. 佛手洗净，煎汤去渣，取汁；大米洗净，浸泡30分钟。
2. 锅内倒入清水，烧沸，倒入佛手汁，然后加入大米、冰糖同煮为粥即可。

中药小档案

药名：佛手

性味：性温，味辛、苦、酸

归经：归肝、脾、胃、肺经

功效：疏肝理气，和胃止痛、燥湿化痰

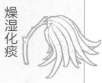

延伸阅读

"五志过极化火"

五志，指喜、怒、忧、思、恐五种情志，当这些情志活动失调就会损及五脏，使气机郁滞，从阳化火，产生火邪侵犯人体的症状。

赶跑抑郁心情，快乐阳光更健康

抑郁情绪、抑郁症？别傻傻分不清楚

生活中难免会有情绪低落、什么都不想干的时候。当出现这种情况，许多人就会觉得自己得"抑郁症"了。上网一查，发现自己居然符合所有的诊断标准，于是就给自己扣上抑郁症的帽子。

抑郁情绪和抑郁症有区别

许多人会把抑郁情绪和抑郁症混淆，二者其实是有区别的。抑郁是每个人都会有的情绪，而抑郁症则是一种精神障碍，一种以抑郁消极、情绪低落为主要特征的心理疾病。那么，我们该怎样区别抑郁症和抑郁情绪呢？

产生原因	抑郁症：无缘无故产生悲伤难过等情绪。
	抑郁情绪：事出有因，基于一定的客观事件，比如好朋友的不理解、夫妻感情不和睦等。
持续时间	抑郁症：持续时间长，可达 2 周甚至数月，每天大部分时间都有这种不良情绪。
	抑郁情绪：通常时间较短，通过调节可缓解。
严重程度	抑郁症：会严重影响工作和学习，甚至产生自伤、自杀等行为。
	抑郁情绪：相对较轻。
发病规律	抑郁症：有节律性症状，主要表现为晨重夜轻，也就是凌晨至早上时间容易发作，比较难熬，黄昏和晚上状态尚可。
	抑郁情绪：没有明显的节律性特征。

来一杯人参茶，理气解郁

抑郁症多发生在白领阶层，工作的压力加上生活中的不如意，重负之下就容易引发抑郁症。

人参茶调理，抗抑郁效果好

郭女士在外企上班，收入稳定。老公在金融公司上班，儿子正在上大学。一般人觉得这样的家庭是很幸福的，却不知家家有本难念的经。郭女士工作压力大，总是担心年底完不成任务，老公时常出去应酬，导致他们经常吵嘴，所以她情绪一直低落，甚至感到痛苦。郭女士就诊后得知，自己原来得了抑郁症。由于上班的原因，她没有太多时间做心理治疗，也不想大把大把吃药。医生告诉她一个简单的方法：喝人参茶。

人参可解郁，缓解心情烦躁

人参具有调理心情烦躁、抑郁等精神症状的功能，古医书中记载，人参能"主补五脏，安精神，定魂魄，止惊悸"。现代医学研究也证实了人参治疗抑郁症的功效，并且明确功效成分是人参中的人参皂苷。人参皂苷对脑神经细胞有兴奋作用，还能促进神经细胞之间的传递，增强学习和记忆能力。

中药小档案

药名：人参

性味：性微温，味甘、微苦

归经：归脾、肺、心、肾经

功效：大补元气、补脾益肺、生津安神

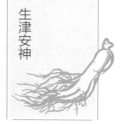

人参茶 理气解郁

材料：人参片3克。

做法：用热水冲泡人参片后饮用即可。

用法：每日饮用2～3次。

温馨提示：高血压患者、急性病患者、发热者和过敏者不可饮用。

情绪不佳导致的失眠，
可用柴胡加龙骨牡蛎汤泡脚

当下，许多人的失眠主要是各种压力以及烦恼、紧张和焦虑等不良情绪导致的。

肝郁导致的失眠，有哪些表现

这类人的舌头伸出来是尖尖的形状，有肝气郁结的症状，如口苦、口干、头晕、胃口不佳、胸闷、心悸、肋骨胀痛、恶心呕吐、失眠多梦等。

柴胡加龙骨牡蛎汤泡脚，专调肝气不疏引起的失眠

一般情况下，如果是因为肝气不疏而引起的失眠，用此方泡脚可促进睡眠。情绪不好引起的身体问题，除了及时就医，可以用此方来泡脚。

柴胡加龙骨牡蛎汤出自汉代张仲景的《伤寒论》，此方由小柴胡汤加味而成，并做了适当调整，专门调理少阳不和，肝胆失调，气火交郁，心神不安。临床以胸满、烦躁、谵语、身重为辨证要点。

柴胡加龙骨牡蛎汤　疏肝郁、促睡眠

材料： 柴胡12克，龙骨、生姜、人参、去皮桂枝、茯苓各5克，半夏10克，黄芩3克，代赭石2克，大黄6克，牡蛎5克，大枣6个。

做法： 所有药材加水1000毫升，大火煮开，转小火熬30分钟即可。

用法： 将药汁分成两份，早、晚加入温水泡脚，每次20分钟。水温不要太高，水过脚面即可。

温馨提示： 请在专业医生指导下使用；不要空腹泡脚；孕妇忌用。

吃百合山药炖鳝鱼，抑郁情绪巧缓解

如果一个人情志不畅，内心太过抑郁、恐惧或悲伤，会导致气滞。气滞则血瘀，滞在哪里就会堵塞哪里，加重气血失调。要想保持气血畅通，首先要保持心情舒畅。心情舒畅，身体里的气才能顺，气顺畅了，血才会通畅，身体才能健康。

化解抑郁情绪，首先要补心脾

抑郁情绪多是由情志不舒、思虑过度、心脾两虚等引起的。百合山药炖鳝鱼，有补脾健胃、温补肝肾的效果，可以缓解抑郁情绪。

百合、山药、鳝鱼，补养肝脾肾效果好

百合有养阴润肺、清心安神的效果，是调理虚烦惊悸、失眠多梦、阴虚久咳的良药。百合具有宁心安神、养阴润燥的作用；山药是常用的滋养补益药，有补脾益气、助消化的作用；鳝鱼可益肝肾、补虚损，适用于气血不足引起的抑郁情绪。

中药小档案

药名：山药

性味：性平，味甘

归经：归肺、脾、肾经

功效：健脾、补肺、固肾、益精

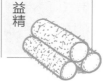

百合山药炖鳝鱼 安神补肝、缓解抑郁情绪

材料：鳝鱼1条（约250克），山药、百合各30克。

调料：盐适量。

做法：

1. 鳝鱼治净，切段备用；山药洗净，去皮，切段。

2. 将鳝鱼、山药和百合一起放到瓦煲内，加适量清水，隔水蒸熟，加盐调味即可。

> **延伸阅读**
>
> **保持好心情——健康长寿的秘诀**
>
> 保持心情愉悦的人，经常有一种青春活力，这样的人患心脏病、高血压及精神相关疾病的比例比一般人要小。因此，好心情是健康长寿的重要因素。

长期心中不快者，喝香附茶

香附这味中药，它的解郁效果非常好。而且它跟柴胡、薄荷不一样，如果我们把肝气的郁结分成三个层次，那么香附可以对付最深层，薄荷对付最浅层，柴胡居中。所以，对那些肝郁很久的人，可以用香附来疏肝。

肝郁过久有哪些表现

情志方面不顺畅，会导致肝郁气滞。肝气的气机不利，会导致胸胁部位胀痛；气郁生痰，会感觉喉咙有异物感；如果气滞时间较长，会导致血行不畅，女性朋友还会引起痛经。

香附、川芎泡茶，解肝郁效果好

心情比较抑郁的人，如果觉得自己心里有什么事情想不开，有一股气憋在心里，这个时候就可以用香附泡茶喝，把体内的郁结之气疏通开，去除心中的愤懑之气。川芎具有升散作用，能够带着气往上走，而且跑得很快。上焦气血不通时，用川芎可以升达。香附茶不但可以疏肝理气，还能调和肝胃。对因心中有郁结之气导致的胸腹部胀痛、气郁不舒、总想叹气的人，是比较对症的。

香附茶 疏肝理气、调和肝胃

材料：香附、川芎、红茶各3克。

做法：

1. 香附、川芎用水浸泡半小时。
2. 然后把这两味药跟红茶一起放在锅中，加250毫升左右的水，先用大火烧开，再用小火煎煮10分钟即可。

中药小档案

药名：川芎
性味：性温，味辛
归经：归肝、胆经
功效：活血止痛、行气开郁

药名：香附
性味：性平，味辛、微苦、微甘
归经：归肝、脾、三焦经
功效：疏肝理气、调经止痛

心中郁闷，掐掐腋窝及胸大肌能缓解

心情郁闷时，有一个及时缓解郁闷情绪的好方法：用手掐一掐自己的腋窝及胸大肌，这样胸口胀堵的不适感就能很快缓解。

掐按腋窝及胸大肌缓解郁闷的原理

中医认为，心包经、心经两条经络正好从腋窝和胸大肌通过，按摩此处能够起到疏通气机、开胸解闷、宁心安神的功效。现代医学研究发现，支配上臂的粗大神经干正是从腋窝深处通过。用力掐按此处，能够强烈刺激神经感受器，中枢神经系统在接收神经信号后，大脑会相应产生内啡肽之类的物质。内啡肽能使人心情愉快、心境平和。

掐腋窝及胸大肌的具体方法

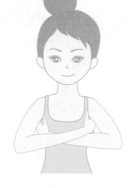

1. 两手手掌摊开，将拇指以外的四指并拢，然后一起伸入腋下。

2. 右手放到左腋下，左手放到右腋下，拇指自然放在胸大肌处，接着用拇指和四指相对用力，掐按腋窝及胸大肌，每次掐按 2~3 秒，稍停顿后继续掐按第二下，同时缓慢地做深呼吸，持续 1 分钟即可。

延伸阅读

疏肝解郁的中药代茶饮

经常心情郁闷，可以在医生的指导下选用具有疏肝解郁作用的中药代茶饮用，如玫瑰花、月季花、茉莉花、合欢花、佛手等，有助于疏肝理气，缓解紧张。

音乐为药之上品，唱歌可以化解憋屈

一个人如果持续情绪紧张，就会出现气滞甚至肝气不疏，而唱歌能够改善这个问题。

唱歌可以把心中的郁闷之气解开

根据中医五行学说理论，肝，在志为怒，在声为呼。许多人肝气不疏时，会想要高声呼叫，因为呼叫能够疏解肝气。所以，唱歌有助于把心中的郁闷之气疏解开。

脾，在志为思，在声为歌。因此，唱歌也可以疏解脾之郁结，使脾胃气机调畅。如果你胃口不好，可以痛快地唱唱歌，有可能会胃口大开。

音乐的根本是和谐，就如同药之配伍

唱歌不仅是一种娱乐手段，更是一种调理身体的方式。中医养生学认为，音乐的根本是和谐，和谐来源于五音的和合，就如同药之配伍。从某种意义上来说，用药的根本就是和谐。而音乐为药之上品，因为音乐能够使心情愉悦，陶冶情操，调节不良情绪。

延伸阅读

五音和五脏的对应关系

古人认为，五音跟五脏是有对应关系的，也就是通常所说的"五音入五脏"。五音分别是宫、商、角、徵、羽，其中与肝对应的是角，与心对应的是徵，与脾对应的是宫，与肺对应的是商，与肾对应的是羽。不同的音律对五脏有不同的调节作用。

药房里买得到的疏肝解郁妙药

在疏肝解郁方面，古医书流传下来许多验方，这些验方经过各类患者检验，效果较好，安全性也较高。重点介绍几种调理肝郁效果好的中成药，大家可以根据自身情况，结合医嘱选用。

逍遥丸：缓解焦虑

中医有一个很神奇的药丸，能让人感到快乐，它就是逍遥丸。逍遥丸是根据十大中医名方之一的逍遥散制作的，其主要成分是：当归、白芍、柴胡、白术、茯苓、炙甘草、生姜和薄荷。其中，像白芍、柴胡这些药都是疏肝的常用药。逍遥丸能疏肝健脾，调理情绪。特别是平时爱生气的人，用它来疏肝理气、养血调经，效果很好。女性常见病症，比如月经不调、痛经、乳腺增生、更年期综合征等，中医认为多是由于肝郁气虚脾弱引起的，可以用逍遥丸来调理。

柴胡疏肝丸：解决心烦易怒

柴胡疏肝丸，来自中医名方柴胡疏肝散，所用到的药物有柴胡、青皮、防风、香附、陈皮等，其主要功效也是疏肝解郁、行气止痛。对经常一生气就会感觉胸胁胀痛、胸闷不适，而且特别容易叹气、心烦易怒的人来说，可以选用柴胡疏肝丸。

开胸顺气丸：专门对付生气后吃不下饭

开胸顺气丸主要功效是消食化滞。如果生气后胸闷、不想吃饭，可以服用开胸顺气丸。顾名思义，这味药有助于开胸顺气。气顺了，食欲就会好，吃饭就会香。所以，针对食欲不振或胸闷等症状，并且明确知道这些症状的原因是心中有郁结之气，就可以吃点开胸顺气丸。需要注意的是，孕妇及老年人，或者特别气虚的人忌用开胸顺气丸。

缓解抑郁的 5 种方法

在节奏快、压力大的现代社会，被抑郁情绪困扰的人越来越多，而抑郁又是许多疾病产生的根源，所以，如何调节心理和情绪、保持心理健康，已成为现代人需要关注的问题。下面介绍 5 种常用的方法帮助大家调节心理和情绪。

转移情绪

当生气、苦闷、悲伤时，可以暂时回避，努力让自己从不快的情感体验中转移开。例如，换一个环境、做一件有意思的事情、探亲访友等。

多舍少求

常言道"知足者常乐"，总是抱怨的人，不容易获得愉快。多奉献少索取的人，"心病"更不容易找上门。

从生活中找乐趣

饲养猫、狗、鱼、鸟等小动物，或种植花草、菜果等，可以起到排遣烦恼的作用。遇到不如意的事，主动与小动物亲近，洗洗菜、浇浇花或坐在葡萄架下品尝水果，都有助于调节不良情绪。

向人倾诉

有不愉快的事情，应学会向人倾诉，把心中的苦楚告诉知心人，以缓解不良情绪，有时还能得到中肯的建议。

培养爱好

人没有爱好，生活会显得单调。所以除本职工作外，可以培养业余爱好，比如唱歌、跳舞、打球等。心情不好时，全身心投入自己的爱好中，这样有助于排解郁闷心情。

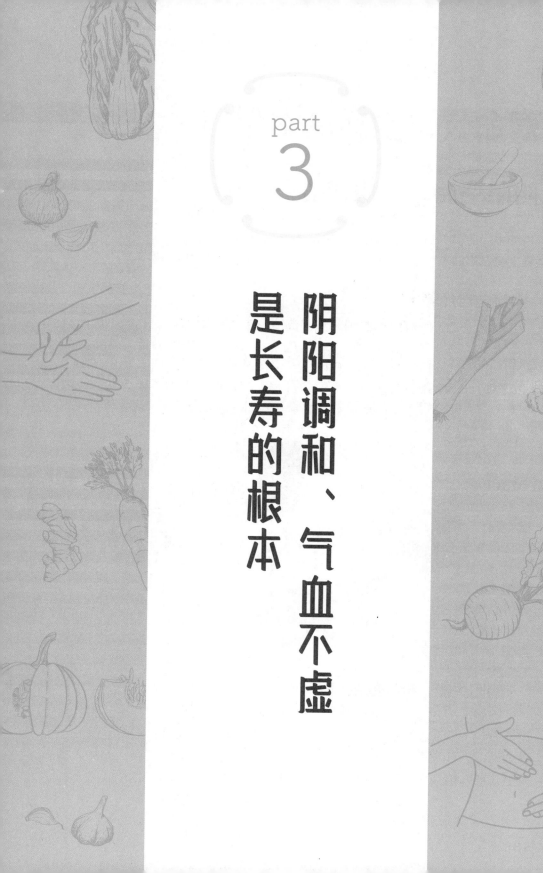

part

3

阴阳调和、气血不虚
是长寿的根本

寿命长，全靠调阴阳

阴阳一调，百病皆消

万事万物，不管它多复杂，归根结底，都是阴阳的变化。《易经》有："一阴一阳谓之道"，养生也同样讲究阴阳平衡之道。

顺应自然养生

养生也要随着自然界的阴阳消长而变化，那么阴阳消长的规律是什么？

一天之中的子时（23：00～次日1：00）、一年之中的冬至是阴极；而一天之中的午时（11：00～13：00）、一年之中的夏至是阳极。阴极则阳生，阳极则阴长。就是说阴到了极点就会开始向阳转化，阳到了极点就会开始向阴转化。阴极之后，进入阳长阴消阶段；阳极之后，则进入阴长阳消时期。

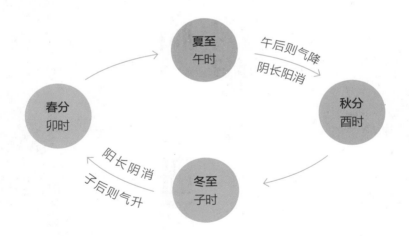

阴阳失衡，疾病易生

健康的人都是阴阳平衡的，而生病的人都是阴阳失去了平衡。阳的能量具有温热、明亮、干燥、亢进等特征，阴的能量具有寒冷、晦暗、湿润、抑制等特征。如果有人在大热天非常怕冷，这是明显的阴盛阳衰，此类人多有大便溏稀、精疲乏力、出虚汗、记忆力减退等症。

健康不健康，寒热来主导

不健康的身体存在两种状态——寒与热。但是，寒的状态和热的状态并不是静止的，它们时刻都在变化。

寒热左右健康

《黄帝内经》说："阳盛则热，阴盛则寒。"如果体内阴的能量多了，人就会感到寒冷；如果阳的能量多了，人就会感到燥热。阴阳平衡的关键是寒热平衡，体内寒热不均衡往往是致病的因素。只有寒热平衡了，阴阳这两种能量才会平衡，身体才会健康。

调寒热以调阴阳

中医最根本的治疗原则就是调阴阳，体内阴的能量多了，就让它少一点儿；体内阳的能量少了，就让它多一点儿，只要阴阳平衡了，身体也就健康了。中医在调阴阳这个原则的指导下，发明了很多调理方法，其中调寒热是最常用的方法之一，所以调阴阳常常从调寒热做起，诸如寒则温之、热则寒之等。

判断身体寒热的方法

舌苔：平和体质的人，舌头应该是淡红舌、薄白苔。如果舌质偏红，则反映身体趋向于热；如果舌质偏白，则反映身体趋向于寒。

痰涕：鼻涕和痰呈白色，是清的，代表寒象；一旦它们呈黄色，则代表热象。

鼻头：鼻头代表脾，两个鼻翼代表胃，如果这里发红，说明脾胃有热。

印堂：即两眉之间的部位。如果印堂发红或紫红，说明肺部积热。

静生阴，动生阳

人体内的阴阳是相对平衡的。如果阴盛，阳气就会受损；如果阳盛，阴液就会受损。动静兼修、形神共养、阴阳平衡，人才能健康。

阴虚者以静养为主

神属阳，静以养神，这里强调的是"神静"。神不能静，身体就不能完全放松，心神不安就易邪气入体，从而危害健康。

静坐、闭目养神、睡眠等都属于静养，但现代生活节奏快、压力大，想做到静养并不容易。因此，我们可以培养一些适合静养的业余爱好，如钓鱼、绘画、书法、听轻音乐等，让心情平静，从精神到身体逐渐放松下来。

阳虚者以动养为先

形属阴，动以养形，这里强调的是"形动"。人们常说"生命在于运动"，要想获得长期的健康，就必须保持适度活动。在阳光下快走、慢跑、骑行、打球、日常劳作等均属于动养，可以增强心肺功能，改善血液循环，使气血畅通，提升阳气，减少疾病。勤于动脑也属于动养，让大脑动起来，可以让人思维敏捷、神清脑健。

日常生活中，应适当增加"升阳"的机会：多走路，少乘车；多爬楼梯，少乘坐电梯；减少盯屏用眼时间，多做一些伸展活动；坚持每天运动，保持身体活力。

延伸阅读

东方养生的长寿奥秘——动静交替

东方养生在动养和静养方面都积累了丰富的经验。只静养不运动是错误的，而只运动不知道休息更不对。正确的养生方法应该是动静相兼，刚柔相济，亦动亦静，缺一不可。腰围不大、血脂不高者，可以静养为主、动养为辅；反之，腰围大、血脂高者，应以动养为主、静养为辅。

调阴阳的方法之一：寒则温之

我们的身体里有阴有阳，一旦受到外界寒邪影响，阳气受抑制，阴阳失衡就容易生病，此时可借助大自然中热的能量将寒邪清除。

阳虚易体寒，温补阳气除寒邪

寒是万病之源，身体处于寒的状态，各种疾病就会接踵而至。人很容易受寒，在凉水里嬉耍，腿部着凉了，下肢就容易受寒；冷饮喝多了，寒邪灌进身体，肚子就受寒疼痛；穿得太少被冷风吹到，胃脘就易受寒。对于寒邪侵扰、阳气受损的调理，原则就是"寒则温之"，我们可以采用晒太阳的方式，来温阳散寒。

晒太阳应选择 10：00 前、15：00 后，每天坚持晒 30~60 分钟为宜（骤冷骤热的恶劣天气除外）。而在阳光比较强烈的正午，最好不要晒太阳，因为这时紫外线太强，会对皮肤造成损伤。

干姜羊肉汤，温阳散寒

体寒的人，可以选择一些温补阳气的食材和药物来帮助调理，让身体温暖起来，使气血正常运行，这样就能抵抗寒气了。用干姜和羊肉一起煲汤，有温阳散寒的功效。

干姜羊肉汤　祛寒暖体

材料：羊肉500克，干姜10克。

调料：葱白15克，胡椒粉2克，盐适量。

做法：

1. 将羊肉洗净，入冷水中慢慢加热焯去血水，捞出，切小块；葱白洗净，切段。
2. 将羊肉与干姜、葱白一并入锅，加适量水炖煮至羊肉熟烂，加胡椒粉、盐调味即可。

中药小档案

药名：干姜

性味：性热，味辛

归经：归心、肺、脾、胃、肾经

功效：温中散寒、温阳守中、温肺化痰

调阴阳的方法之二：滋阴敛阳

如果身体受了热邪，就用滋阴敛阳的方式调理，阴阳平衡了，才能重回健康状态。

阴虚易上火，宜滋阴潜阳

热是什么？热就是身体内阳的能量多了，阴的能量少了，阴阳失去平衡。热是很多疾病的起因，热盛伤津耗液。阴虚火旺的人时常觉得口干舌燥、喉咙干、眼睛干涩。夜晚睡觉时，时常觉得"五心潮热"，即两手心、两足心和心中发热。这种热不会使人感到舒适温暖，反而令人烦躁、坐立不安，也影响睡眠。中医调理阴虚火旺，以滋阴潜阳，养阴清热为主，同时应注意调整心态，保持情绪稳定。

玉竹、麦冬搭配银耳一起炖汤，可滋阴降火

玉竹质柔而润，长于养阴，补而不腻，所以适用于内热燔灼、耗伤肺胃阴液的病证；麦冬凉润，既能养阴润肺，又能降逆下气，润中带补，为滋阴降逆止咳之良药，用于阴虚肺燥、干咳、燥咳、劳伤咯血等，同时麦冬对火邪上气、咽喉不利也有调理作用；银耳能够滋阴润燥、益气消肿，对于体内虚火亢盛导致的眼干、口干、便秘等症状有较好效果。

玉竹麦冬银耳汤　滋阴润燥

材料：玉竹、麦冬各10克，干银耳、枸杞子
　　　各5克，冰糖适量。

做法：

1. 银耳泡发，去蒂，洗净；玉竹、麦冬、枸杞子洗净。
2. 锅内放入玉竹、麦冬、银耳、枸杞子，加入适量清水，煎煮1小时，加入冰糖，搅拌至化即可。

中药小档案

药名：麦冬
性味：性微寒，味甘、微苦
归经：归心、肺、胃经
功效：清心润肺、养阴生津

药名：玉竹
性味：性微寒，味甘
归经：归肺、胃经
功效：养阴润燥、生津止渴

补足气血，
解决 90% 的健康隐患

人体里的气血就像汽车里的汽油

打个形象点的比方，人体里的气血就像汽车里的汽油，如果汽油加满，汽车就能正常行驶；如果汽油不够，汽车就不能正常行驶。

气血畅通、充足与否，是一个人健康与否的关键

如果一个人工作劳累、生活不规律，就容易气血不足，能供给五脏六腑的动力和能量也会不够，脏腑为了维持正常的生命活动，必须超负荷运转，时间一长就会出现经络不通、脏腑功能减弱从而导致疾病的发生。

气血足，百病除

只有气血充足，才有利于全身经络的通畅，有了充足的气血和通畅的经络，身体的脏腑才能得到濡养，使其功能强健起来。气血充足、经络通畅、脏腑功能强大，身体就会有一个很好的内部环境和强大的免疫体系，既可以及时清理体内毒素，又能抵御外来病邪。

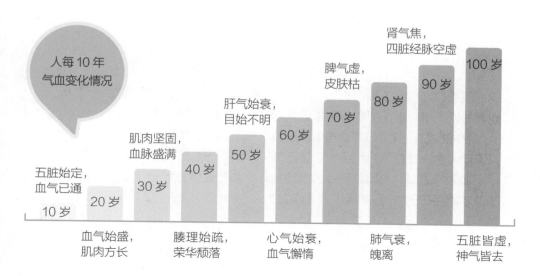

人每10年气血变化情况

五脏始定，血气已通
10岁　20岁
血气始盛，肌肉方长

肌肉坚固，血脉盛满
30岁　40岁
腠理始疏，荣华颓落

肝气始衰，目始不明
50岁　60岁
心气始衰，血气懈惰

脾气虚，皮肤枯
70岁　80岁
肺气衰，魄离

肾气焦，四脏经脉空虚
90岁　100岁
五脏皆虚，神气皆去

养生先养气，养颜先养血

人体的五脏六腑、经络，乃至毛发、皮肤都必须依靠气血的滋养，没有气血就没有生命。只有气血充足、通畅，人体才会健康。

养气就是养命

说到"气"，很多人马上想到的就是气体，比如空气。而中医学讲的"气"和大家平常认识的"气"有很大区别。中医讲的"气"，是由先天之精气、水谷之精气和吸入自然界的清气组成。气具有很强的活力，不停地运动着，中医学以气的运动来解释生命活动。气是构成人体及维持生命活动的最基本物质，人们每天的工作、学习、呼吸、吃饭、睡觉等活动，都需要"气"来提供能量。它存在并运行于人体的各个脏腑组织中，时时刻刻都在消耗，所以也需要及时补充。

养血补阴，才能有好身体、好气色

中医认为，无论男女都以血为本，只有血足了，面色才会红润，头发才有光泽，精神才会饱满。一旦阴血不足，就会变得面色憔悴，皮肤枯槁，头发干枯。除了面色、皮肤、头发等直接变化外，肝经失去血的濡养，会引起指甲干裂、视物模糊、手足麻木；精血同源，血的不足又会引起肾精不足，从而导致健忘、心悸、失眠多梦、精神恍惚。

延伸阅读

"气为血之帅""血为气之母"

气和血之间的关系，可以用两句话来概括："气为血之帅""血为气之母"。也就是说，气可以统帅血，而血又能生成气，气和血是互相依存的。

气能行血、摄血，并参与血的生成。血不能自己流动，必须由气推动才可以流动，也正是有气的作用才能保证血在血管里流动而不跑到外面去。

血为气之母，意思就是血为气的载体，为气提供充足的营养。气必须依附于血才能存在于体内，如果没有血作为气的依附，就会发生气脱，那气也会散了。

胖人要补气，瘦人要补血

中医认为，"胖人多气虚，瘦人多血虚"。这是什么原因呢？气虚之后，人体内气的运动就没有了力量，气化功能就会减弱。气化功能减弱，脂肪等不能得到正常代谢，人就会发胖。血虚多会导致火旺，火旺会加快体内脂肪代谢，同时也会消耗营养成分，所以自然会消瘦。

从中医理论上说，胖人大多阳气偏虚，体内有痰有湿，动作较缓，不太喜欢活动，活动时容易肢体疲乏困重，这类人容易患动脉硬化、脑卒中、冠心病等疾病。瘦人则往往阴虚火旺，敏捷好动，容易亢奋冲动，易患失眠、口腔溃疡等疾病。

胖人易气虚，健脾益气是虚胖之人补本的方法

胖人可以吃一些补气健脾的食物，如冬瓜、白萝卜、木耳、山药等。白萝卜含有辛辣成分芥子油，具有促进脂类物质代谢的作用；冬瓜利水，通便作用较强，脾虚湿重的胖人可以适当多吃。气虚肥胖者可以饮用杞菊党参茶，主要用于调理脾胃虚弱、气血两亏、体倦无力、食少、口渴、久泻等问题。

杞菊党参茶 健脾益气

材料：党参 10 克，菊花 3 克，枸杞子 5 克。
做法：党参、菊花、枸杞子洗净，放入杯中，用沸水冲泡 20 分钟即可饮用。

瘦人多阴虚火旺，应吃养阴降火的食物

阳虚火旺的瘦人可选用百合、苦瓜等滋阴降火的食物，不要过量食用辣椒、八角、桂皮等辛香、辛辣的食物，少吃煎炸爆炒及性热上火的食物。

为什么女人最容易气血两虚

　　高强度的现代生活，再加上经、孕、产、乳等大量失血会导致女性血虚。中医认为"血为气之母"，血虚逐渐加重就会"气血两虚"。气血两虚最容易耗伤肾精，从而形成气、血、肾亏虚，引发各种病症。

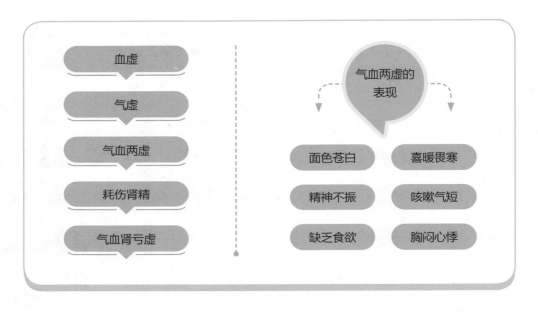

气血不虚，女人才能貌美如花

　　中医美容学认为，人体的美是建立在脏腑经络功能正常、气血津液充足的基础上的。只有调补好气血，以内养外，气色才会好，也就是中医上常说的"有诸内者，必形诸外"。所以，气血通畅是女人健康美丽之本。

避开湿邪，才能气血调和不虚亏

中医认为，导致气血受损的湿邪有外湿和内湿两种，而对湿邪最敏感的是脾，湿邪侵犯脾，脾失健运，是湿邪致病的主要原因。

湿邪是如何侵犯人体的

外湿多由气候潮湿、涉水淋雨或居住在潮湿的地方等引起。湿气为长夏的主气，在夏天和秋天交界的时候，阳气下降，水汽上升，空气就会异常潮湿，是一年中湿气最盛的季节，这时候特别容易被湿邪侵犯，导致各种疾病。

内湿主要是因为脾气虚弱，脾虚运化水湿不利，水湿停聚，从而造成湿浊内生，导致一系列疾病。

湿邪侵体有哪些表现

湿邪是阴邪，具有重着、黏滞的特点，因此湿邪入侵人体易出现头重如裹、全身困重、四肢酸懒、大便稀溏不爽、小便混浊，甚至水肿等症状。湿邪困脾，脾气虚损，从而影响气血，使人面色晦暗，女性朋友还可能会出现白带过多、湿疹等症状。

日常祛湿怎么做

不管是内湿还是外湿，都是脾失健运，因此健脾能够达到祛湿的效果。可以在平时吃一些健脾的食物，如薏米、陈皮、山药、大枣、扁豆等。此外，还可以艾灸脾俞穴。隔姜艾灸脾俞穴，有健脾祛湿的功效。

快速取穴：脾俞穴在下背部，第十一胸椎棘突下，后正中线旁开1.5寸处。

艾灸方法：取新鲜生姜，切成0.3厘米厚的姜片，在姜片上扎小孔。把姜片放在脾俞穴上，然后把艾炷放在姜片上，点燃，小心施灸10～20分钟。

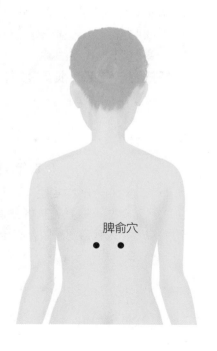

脾俞穴

驱寒保暖是养护气血第一要务

中医认为，寒为"六淫"之一。寒邪总是会像贼一样悄悄潜入人体。寒入四肢，就会觉得四肢冰冷；寒入筋骨，就会引发各种关节疼痛性疾病……所以，学会驱寒很重要，3个简单小方法就能做到。

1 把花椒

花椒是一种不错的祛寒药。花椒性温，能够祛除五脏六腑之寒，而且能通血脉、调关节。泡脚时加1把花椒（20~30克），有很好的驱寒功效。

2 碗汤

南瓜山药汤抗寒。南瓜、山药都是温性食物，经常喝能够补益身体，抵抗寒气对人体的侵扰。

酸辣汤驱寒。受寒引发的头痛，可以喝酸辣汤。酸辣汤中有胡椒粉，可以开胃行气。

3 个小动作

每天快走30分钟。中医认为"动则生阳"，每天快走30分钟，能够促进血液循环和新陈代谢，有助于改善手脚冰冷的毛病。

推揉腹部。小腹部最容易积聚寒气，所以驱寒可从腹部入手，保持小腹温暖，寒气自然就会消除。

捶捶背。背部有很多经络，经常捶背能够舒筋活血，使身体暖起来。

延伸阅读

现代人的许多病都是寒邪所致

古人对寒邪的态度是"诚惶诚恐"，现代人不仅不怕寒邪，还要"主动迎上去"。有些人在夏天开着空调，将温度调得很低，觉着很舒服，其实寒邪已悄悄侵入，人就容易感冒，甚至诱发冠心病等。

黄牛肉赛黄芪，补气好伴侣

黄牛肉是一味补气的好食材。中医认为，黄牛肉补气，与黄芪同功。

黄牛肉能补脾胃、益气血、强筋骨

中医认为，黄牛肉有很好的补益作用，能补脾胃、益气血、强筋骨。中气不足、气血两亏、体虚久病、面色苍白之人尤其适合多吃黄牛肉，平时有体虚乏力等气虚症状的人，也可以多吃黄牛肉。

但要注意的是，黄牛肉性偏热，口舌生疮、容易过敏的人最好慎食。

黄牛肉补气，搭配有讲究

黄牛肉与不同的食材搭配有不同的功效。

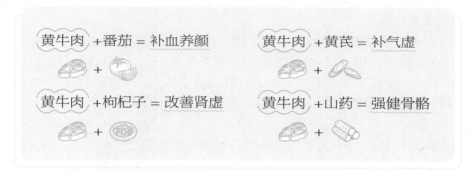

牛肉 +番茄 = 补血养颜　　　黄牛肉 +黄芪 = 补气虚

黄牛肉 +枸杞子 = 改善肾虚　　　黄牛肉 +山药 = 强健骨骼

牛肉山药枸杞汤　健脾益气

材料：黄牛肉150克，山药100克，莲子15克，枸杞子、桂圆肉各10克。

调料：葱段、姜片、料酒、盐各适量。

做法：

1. 黄牛肉洗净，切块，焯水捞出沥干；山药洗净，去皮，切块；莲子、枸杞子、桂圆肉洗去杂质备用。

2. 砂锅内倒入清水，放入黄牛肉、葱段、姜片，大火烧开，加入料酒，改小火炖2小时，放入山药、莲子、枸杞子、桂圆肉，小火炖30分钟，加盐调味即可。

五红汤，好喝又养人的补血佳品

血虚的表现

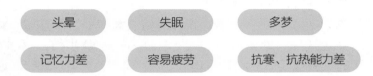

头晕　　失眠　　多梦

记忆力差　　容易疲劳　　抗寒、抗热能力差

五种普通食材搭配出补血良方

对于中药补血，让一些朋友难以接受的就是味道苦，难以下咽，通常不容易坚持服用。那么，有没有一款好喝而又有效的补血汤呢？答案是：有的，这款汤就是五红汤。

五红汤主要由五种食材组成：大枣、红豆、红皮花生、红糖、枸杞子。

五红汤之所以能够补血，理论依据是五色入五脏，黄入脾、白入肺、黑入肾、青入肝、红入心。心主血脉，只有心功能强大，周身的血脉才会通畅。这五种红色食物能够补充心脏阴血，就好比给汽车加满油一样。

常言道，一日三枣红颜不老。大枣补脾又养心，最适合心脾两虚的人吃。医圣张仲景格外喜欢用大枣，常将大枣当作调理疾病的妙药。红豆有补心血的作用，同时又有泻心火的功效。红皮花生的作用是补肾健脾、补血，花生衣还可以止血，对各种出血有止血收涩作用。枸杞子可以滋补肝肾之阴。红糖则是常用补血活血食材。

五红汤　滋阴补血

材料：红豆30克，红皮花生20克，枸杞子15克，大枣10克，红糖5克。

做法：

1. 大枣去核，洗净；红豆洗净，充分浸泡；红皮花生、枸杞子洗净备用。
2. 砂锅中加适量清水，将红豆、红皮花生、枸杞子、大枣、红糖一起放入锅中，大火煮沸后，转小火煮30分钟即可。

补元气，首选气海穴、关元穴

调理体虚引起的身体不适，如动不动就感到疲倦、稍微活动就挥汗如雨、常感觉气短乏力等，可以找到身体自带的"特效药"——气海穴、关元穴，经常推按穴位，能起到补气效果。

气海穴，补气要穴

古人说："气海一穴暖全身。"常按摩气海穴，有温阳益气、益肾固精、强壮身体的作用。

关元穴，历代医家公认的强壮要穴

关元穴是任脉与足太阴脾经、足少阴肾经、足厥阴肝经的交会穴，为三焦元气所发处，连系命门真阳，为阴中之阳穴。此穴可以补益全身元气，延缓衰老。

推拿气海穴、关元穴，补气强身

快速取穴：气海穴位于下腹部，脐下 1.5 寸，前正中线上；关元穴位于下腹部，脐下 3 寸，前正中线上。

推拿方法：用拇指或食指指腹分别按压气海穴、关元穴各 3~5 分钟，动作要轻柔缓慢，推拿至有热感即可。

主治功效：温阳益气、益肾固精、强身健体。

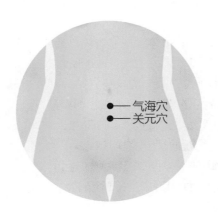

气海穴
关元穴

艾灸脾经，气血足、肤色佳、消化好

现代人由于生活不规律、饮食不科学，以及工作、生活的压力，脾脏会受到不同程度的伤害，从而影响气血运行。如果想要气血足，就要养好脾，艾灸脾经是一个好方法。

五脏六腑之血，全赖脾气统摄

中医认为，脾主生血统血。脾为后天之本、气血生化之源。我们平时吃的食物都要通过脾运化成水谷精微，再经过气化作用生成血液，供给身体所需。脾气健运，血液充足；脾失健运，则血液亏虚，会出现头晕眼花，以及面、唇、舌、甲淡白等血虚征象。因此，要想身体健康，首先要健脾，脾旺则气血足。

艾灸脾经可升阳理气、补气血

因为脾以升为和，而艾灸正好有升阳理气的功效，所以想要健脾，可以艾灸脾经。为了方便操作，可选择脾经在腿上的重点穴位隐白穴、公孙穴、三阴交穴、地机穴、血海穴来艾灸。

隐白穴：足太阴脾经的井穴，于足大趾末节内侧，距趾甲角0.1寸，有健脾和胃、益气摄血、宁神定志的功效。

公孙穴：八脉交会穴，位于足内侧缘，当第一跖骨基底部的前下方，能健脾和胃、理气化湿。

三阴交穴：三阴交穴是足太阴、足少阴、足厥阴经的交会穴，位于内踝尖上方3寸胫骨后，能健脾和胃、调补肝肾、行气活血。

地机穴：足太阴脾经的郄穴，位于小腿内侧，内踝尖与阴陵泉的连线上，阴陵泉下3寸，有健脾利湿、调补肝肾、理血固精的功效。

血海穴：位于大腿内侧，膝关节内侧端上2寸，肌肉隆起处，能理血调经、祛风除湿。

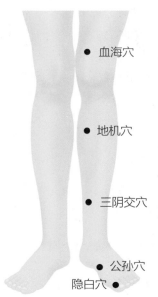

● 血海穴

● 地机穴

● 三阴交穴

● 公孙穴

隐白穴 ●

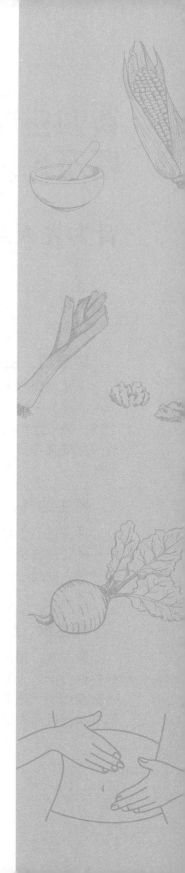

part

4

想长寿，调五脏养元气是关键

肾为生命的发动机，
肾不虚、精气足、活百岁

肾为先天之本，肾好的人身体健康

肾为先天之本，肾中所藏精气是人体生命活动的原始动力，肾精充足，则精力充沛；如果肾中精气不足，人的精神和形体得不到充足的濡养，就容易神疲乏力。

肾藏精，主生长、发育与生殖

《黄帝内经》中说："肾者主蛰，封藏之本，精之处也。"即肾是精所存在的地方，精在这里并不单指精子，还包括精气。精分为先天之精和后天之精。先天之精是从父母那里遗传来的，它有促进生长和繁殖后代的能力。后天之精来源于水谷精微，即是靠脾胃化生的营养物质所得，具有滋养脏腑的作用。

肾主纳气，肾好呼吸才顺畅

肾主纳气，是指肾具有摄纳肺吸入的清气，防止呼吸表浅，保证体内外气体的正常交换。肾气充沛，人就呼吸均匀。中医认为，许多老年人的顽固性哮喘，就是因为肾的纳气功能不佳，使得肾气不固，因此调理应该以培补肾气为主。

肾主水，负责人体水液代谢

肾主水，是指肾具有主持和调节人体水液代谢的功能。人体的水液代谢包括两方面：一是将具有濡养、滋润脏腑组织作用的津液输布全身；二是将各脏腑组织代谢后的浊液排出体外。而水液代谢主要依赖肾气化功能。一旦肾的水液代谢失常，人就会出现水肿、尿少或夜尿频多等症状。

人之所以体弱、爱生病，可能是肾虚惹的祸

人如果长期肾虚或肾气不足，就会引起骨骼系统退化、造血功能不足、泌尿生殖系统疾病等。所以，肾虚是百病之源，补肾对于养生防病、抗衰防老非常重要。

肾虚 = 生命力下降

《黄帝内经》中说："肾者，作强之官，伎巧出焉。""作强"是指动作强劲有力，肾气是人体力量的来源。肾虚反映生命力下降，一个肾气虚衰、精神萎靡的人很难有出类拔萃的表现。"伎巧"指精巧灵敏，人体肺主治节，脾主运化，心主神明，肝主谋虑，膀胱主气化排泄，大小肠主传导，皆赖于肾。一些高难度的技巧性工作的完成，与肾密切相关。

肾动力不足，常表现为神疲力衰、耐力不足、欲望减退、健忘失眠。男性肾动力不强，则会出现性功能下降，严重影响生活质量和幸福指数。

肾虚为虚证之本

随着年龄的增长，肾的精气衰退，会出现精神疲乏、面色晦暗、发脱枯悴、齿摇稀疏、耳鸣耳聋、尿频尿多、性功能减退、骨软无力等衰老现象。而当人体各脏腑发病时，都可出现肾虚的表现。据此，一般认为肾虚为虚证之本。比如，五更泻又叫"肾泻"，足见此病的发生与肾虚脱不了干系。一个人要将所吃的食物消化吸收，主要靠脾、胃、肾三者的密切配合。就好比熬一锅粥，要用锅、勺、火。胃好比锅，脾好比勺，肾阳就像下面的火，三者配合才能把一锅粥熬熟。倘若一个人肾虚了，脾胃的消化动力必然大大减弱，这时就可能发生五更泻。

除此之外，头晕目眩、心慌气短、小便失禁、月经不调、畏寒肢冷、腰酸背痛、内踝肿痛、咳嗽哮喘等症都与肾气亏虚有关。

肾好不好，看这 6 个标准

肾好，骨骼健壮

肾有滋养骨骼和掌控骨骼生长的功能，如果肾精充足，人的骨骼就会得到很好的滋养，骨骼发育良好，骨头坚固有力；如果肾精不足，骨骼就会失去滋养，容易骨质疏松。

肾好，牙口好、吃饭香

《黄帝内经》认为"齿为骨之余"，也就是说，牙齿与骨同出一源，都是由肾精所充养。那么，肾的精气是否充足，就关系到牙齿是否健康。肾气旺盛、肾精充足，才能源源不断化生骨髓，为牙齿提供充分营养，维持牙齿健康。

肾好，记忆力好

肾生髓，而"脑为髓之海"，所以，如果肾精充足，大脑就能得到滋养，使人精力充沛，记忆力变强；而如果肾精不足，大脑就得不到充分滋养，就会出现头晕、健忘、思维迟钝等症状。

肾好，头发乌黑浓密

发质的好坏与肾中精气的充足与否关系也很大。《黄帝内经》中说："肾者……其华在发。"所以说如果肾精充足，头发就乌黑茂密；反之，头发就会稀疏干枯，容易变白脱落。

肾好，泌尿功能正常

肾主水，在水液代谢过程中有升清降浊的作用，如果肾功能失常，不能及时将水气化，就会出现尿少、无尿或尿多、尿频、尿失禁。

肾好，皮肤有光泽

有些人皮肤很有光泽，有些人则暗淡无光。其实，皮肤的好坏就能反映出肾的好坏，肾好，皮肤就好。所以，如果皮肤变得晦暗，眼眶开始发黑，眼袋开始明显，就要小心是不是肾虚了。

养肾特效穴位：关元穴、肾俞穴、命门穴

穴位按摩补肾，是简单有效的方法。找到身体上的强肾穴，经常做做按摩，就有补肾强体的功效。

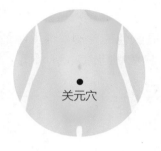

按揉关元穴

快速取穴：在下腹部，前正中线上，脐下3寸。

按摩方法：用拇指指腹按揉关元穴50~100次。

主治功效：益肾壮阳，改善肾阳不足引起的四肢冰凉、腹部寒痛等。

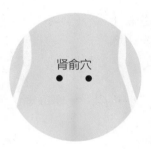

按揉肾俞穴

快速取穴：在腰部，第二腰椎棘突下，后正中线旁开1.5寸。

按摩方法：用拇指指腹按揉肾俞穴50~100次。

主治功效：补肾强身，可改善肾阳虚引起的腰腿疼痛。

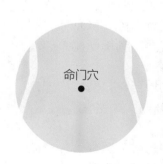

按揉命门穴

快速取穴：在腰部脊柱区，第二腰椎棘突下凹陷中。

按摩方法：用拇指指腹按揉命门穴50~100次。

主治功效：温肾暖阳，可调理遗精、月经不调、四肢冰凉等。

养肾补肾，这样吃最有效

通过食疗的方式补肾，是简单有效的方式。中医认为，养肾补肾首选黑色食物，补充适量咸味食物也对养肾有益处。

中医补肾，首选黑色食物

中医理论中有"五色入五脏"之说，也就是说，不同颜色的食物，养生保健的功效是不同的。绿色养肝，红色补心，黄色益脾胃，白色润肺，黑色补肾。

黑色食物	功效
黑豆	黑豆性平、味甘，归脾、肾经。中医认为，黑豆有滋阴补肾、利尿消肿、乌须发等功效，是强壮滋补的食品。黑豆还能活血解毒，软化血管。需要注意一点，最好不要生吃黑豆，尤其是胃肠功能不好的人，容易胀气
	补肾小妙方：对于老年人肾虚耳聋、小儿夜尿，可取适量猪肉和黑豆同煮，补肾固涩
黑芝麻	黑芝麻性平、味甘，有补益精血、润燥滑肠、活血脉、乌须发的功效。适用于中老年人肝肾不足、精血亏虚所致的头晕眼花、腰膝酸软、须发花白、肠燥便秘等症
	补肾小妙方：将黑芝麻放在锅中翻炒至熟，磨成粉末，分别在早晨和睡前半小时用温水冲调15～20克服用
黑米	黑米既可以作为食物，又可以作为药材。黑米可开胃益中、滑涩补精、健脾益肝、活血。肾虚、产后、病后体虚的人食用，有很好的滋补作用
	补肾小妙方：煮粥是食用黑米的好方式。在煮粥前，先将其在水中浸泡一会儿，这样煮粥时，更容易使黑米变软，营养更易吸收

适当吃些咸味食物能补肾

酸、苦、甘、辛、咸五味与五行的配属为：酸属木，苦属火，甘属土，辛属金，咸属水。五脏之中，肾属水，故咸与肾同类相属。五味中的咸和五脏中的肾具有特殊的亲和性，咸味食物入肾，具有补肾的作用。

适当食用咸味食物能补肾强腰、强壮骨骼，使身体有劲儿、充满活力，但吃过多的咸味食物也会伤肾。咸味食物多性寒，经常食用寒性食物不但伤肾、降肾火，同时也损伤脾胃，所以食用咸味食物要适量。

咸味食物	功效
猪肾	猪肾有壮腰补肾的作用，适用于肾虚腰痛及患肾炎、肾盂肾炎后所出现的腰部酸痛
	补肾小妙方：枸杞子 10 克，猪肾一个（去内膜，切碎），大米 80 克，葱、姜、盐各少许，同煮成粥。适用于肾虚劳损，阴阳俱亏导致的腰脊疼痛、腰膝酸软、头晕耳鸣等
海带	海带有利水退肿的作用，可用于肾衰竭、老年性水肿等
	补肾小妙方：海带（泡发）200 克，牛尾 500 克，黑豆 60 克。桂圆肉 20 克，葱、姜、盐、料酒各适量。将牛尾洗净，焯去血沫，海带洗净切块，黑豆提前用清水浸泡半天。锅内烧开水，放入牛尾、葱、姜，开锅去浮沫后加入料酒，煮到有香味时放入黑豆炖煮约 1 个半小时，加入海带块、桂圆肉略煮，熟后加盐调味即可
海参	海参具有补肾益精、除湿壮阳、养血润燥、通便利尿等功效
	补肾小妙方：海参 20 克、猪瘦肉 100 克煮汤，加适量盐、姜末调味服食。用于精血虚亏、消瘦乏力
虾	虾具有补肾壮阳、化痰开胃的作用
	补肾小妙方：虾仁 20 克、韭菜 100 克同炒熟，加适量盐调味食用。可改善肾阳虚引起的四肢冰凉

肾阴虚易上火失眠，喝黑芝麻莲子羹

肾阴虚即肾的阴液不足，多由禀赋不足引起，或久病伤肾、房事过度、用脑过度等原因引起。另外，饮食过于温燥也会导致肾阴虚。

肾阴虚的人共同特征是容易上火、失眠

如果说阳是人体的火气，阴就是人体的水分。阴虚就是体内的水少了，继而表现为相对火旺，身体会出现热的征象，即所谓的"阴虚火旺"，所以阴虚的人容易上火。通常，肾阴虚的人被称为"燥热一族"，肾虚的同时伴有热，如有的人动不动就爱发火，口燥咽干，手心、脚心总是发热，常常睡眠难安、喜欢做梦，这就是肾阴虚了。

肾阴虚的调理重点在于滋阴降火

调理肾阴虚，需要补肾阴，即增加机体内的水分，中医称为"滋补肾阴"。平时要适当摄入一些汤羹，有滋阴、补液、养血等功效。

改善肾阴虚引起的上火、失眠，可以喝黑芝麻莲子羹调理，莲子可滋阴安神，黑芝麻滋补肝肾，一起煮成汤羹，滋阴清火的功效更好。

黑芝麻莲子羹 滋阴、助睡眠

材料：黑芝麻15克，莲子20克，冰糖5克。

做法：

1. 黑芝麻炒香研成细末；莲子洗净。
2. 锅内加适量水，放入莲子、冰糖，大火烧开后，改小火煎熬 1 小时。
3. 加入黑芝麻末，拌匀即可。

用法：每日早晚各服用一小碗。

延伸阅读

阴虚火旺的人要做到不熬夜

中医认为，子时（23：00 到次日 1：00）为人体阴阳交界时段，如果子时过后仍然不睡觉，就容易损阴耗津。避免阴虚火旺型失眠的有效方法是生活起居要规律，养成定时入睡、定时起床的习惯。

肾阳虚四肢冰凉，山药大枣粥温暖身体

肾阳虚是指肾阳气衰弱。阳气就是人体的火力，是维持体温、抵抗外界寒冷的动力。年轻力壮的人身体强壮，抗寒能力强，是因为火力旺，即肾阳旺盛。而肾阳虚就是人体的火力不足，肾阳虚大多是由阳虚或年老肾亏，久病伤肾所致；另外，房劳过度、下元亏损也是常见的病因。

"寒"是肾阳虚的主要表现

寒伤阳，肾阳虚的人症状表现多且复杂，但是这些表现共同的特征就是怕冷，所以将肾阳虚的人称为"寒冷一族"。

调理肾阳虚宜吃温热性质的食物

中医认为，改变肾阳虚的体质，要用温补肾阳的方法来调理。平时可以多吃一些温性、热性的食物，如韭菜、羊肉、核桃、鳝鱼、大枣、栗子等，通过这些食物补充人体的阳气。

山药大枣粥　温补肾阳、暖体散寒

材料：糯米80克，山药50克，花生米30克，大枣6个，冰糖3克。

做法：

1. 糯米洗净，用水浸泡30分钟；山药洗净，去皮，切块；花生米洗净；大枣洗净，去核。
2. 锅内加适量清水烧开，加入糯米、花生米、大枣，大火煮开后转小火。
3. 待粥七成熟，倒入山药块继续熬至米烂粥熟，加冰糖小火煮5分钟，至冰糖化开即可。

延伸阅读

肾阳虚的人要少吃或不吃生冷冰冻食物

肾阳虚之人，要尽量避免吃生冷食物，比如冷饮、雪糕、黄瓜、丝瓜、芹菜、竹笋、西瓜、雪梨、甘蔗、枇杷等。食用这些食物一要量少，二要温吃，三可放温热性调料调味。

脾是人体的"粮仓"，脾好消化好、少生病

脾为气血生化之源，脾好气血足

脾是气血生化之源，元气之本。人体一切生命活动和脏腑功能均依靠气血的供应，而脾乃"气血阴阳之根蒂"，产生气血之源泉。

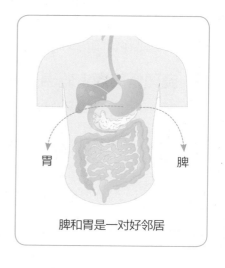

脾和胃是一对好邻居

健脾是养生之本

脾为"后天之本"，故脾的强弱是决定人之寿夭的重要因素。脾为人体气血生化之源，脾不好，吃到肚子里的食物就不能转化为气血输送到全身各处，各个脏器的功能就不能正常运转。可见，脾强盛是人体健康长寿的基础。

脾是身体的轴心

中医将脾称为身体的基础和轴心。脾之所以是生命健康的轴心力量，主要是因为人体的生命活动有赖于脾输送的营养物质。脾出现了问题，不但影响食欲、睡眠、情绪，时间长了，还会引起器质性疾病。相反，脾健运，能让身体气血充盈，保证各个器官有条不紊地工作。

在中医理论中，脾属土，有"脾土"之称。土地孕育万物，供应人类，人类离开了它，便无法生存，同样的，脾没养好，人就失去了健康和长寿的基础。

脾虚的 6 大症状，自查一下你有没有

如何判断自己是否脾虚呢？通常来说，可根据下面几点来判断。

面色萎黄憔悴
中国人本身就是黄皮肤，但如果这种黄就像风干的橘皮，便属于不正常的颜色。中医认为，面色发黄是体内湿热的表现，如果同时伴有脸色晦暗则为寒湿的表现。面色萎黄，多为脾虚的征兆。

食欲不佳
当脾脏出现问题，往往会影响胃的功能，出现脾胃虚寒、吃饭不香等现象。

头发干枯发黄
这说明气血不足，脾胃虚弱，不能营养头发，可能处于一种缓慢的体能透支状态。如果头发不仅干枯发黄，还稀疏、易脱，这说明肾功能在下降。

腹胀
脾功能变弱，消化和吸收能力也会自然减弱，易出现腹胀及大便不成形的情况。

乏力失眠
脾虚会造成人体吸收的营养减少，人体会出现精神不振、肢体倦怠等症状，继而影响晚上的睡眠质量。

气短胸闷
脾为肺之母，一旦脾虚，肺金失养，就容易出现气短胸闷、痰多、喉咙不爽等情况。

以上都是诊断脾气虚弱的依据，如果有一两条相符，同时牙龈呈淡粉色，则说明脾胃虚弱、气血不足。牙龈的颜色越浅，表示气血供应越差，基本上就可以判断是脾虚。

养脾特效穴位：天枢穴、脾俞穴、胃俞穴

中医认为，肺与大肠相表里，肺主气，具有宣发肃降的作用，大肠的传导气化依赖于肺气的推动及宣降。按揉天枢穴可补肺气、调脾胃；按压脾俞穴、胃俞穴可以健脾胃。

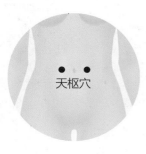

按揉天枢穴

快速取穴：在腹部，横平脐中，前正中线旁开2寸。

按摩方法：用拇指指腹按揉天枢穴50～100次。

主治功效：健脾益胃，可缓解消化不良、恶心呕吐、腹泻、腹痛等症。

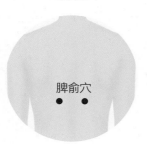
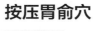

按压脾俞穴

快速取穴：在背部，第十一胸椎棘突下，后正中线旁开1.5寸。

按摩方法：用拇指指腹按压脾俞穴50～100次。

主治功效：强健脾胃，调理厌食、积食症状。

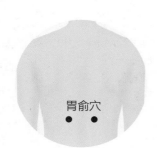

按压胃俞穴

快速取穴：在背部，第十二胸椎棘突下，后正中线旁开1.5寸。

按摩方法：用拇指指腹按压胃俞穴50～100次。

主治功效：和胃降逆、健脾助运，调理胃痛、腹泻等症。

补脾首选黄色、甘味食物

五色中黄色入脾，甘入脾，常食具有滋养、补脾、缓急的作用。

脾胃不好，多吃黄色食物

从中医学的角度讲，黄色食物对应五行为土，入脾，能加强脾脏之气。黄色食物如南瓜、玉米、胡萝卜、大豆、土豆等，常食对脾胃大有裨益。

从营养学的角度讲，黄色食物中胡萝卜素和膳食纤维含量均比较丰富。前者有助于保护肠道，减少胃炎、胃溃疡等疾患的发生；后者可刺激肠蠕动，加速粪便排泄，调理便秘。

甘入脾，养脾宜食"甘"

中医认为甘入脾，所以养脾宜食甘味食物。但要注意，这里所说的甘味，不仅仅指甜味，还包括淡味，如大米、小米、白面等就属淡味。甘味食物具有滋养、帮助脾运化的作用。丝瓜、苹果、栗子、大枣等均属于甘味食物，在日常生活中不妨适当食用。

延伸阅读

软、热、少对脾好，硬、冷、多脾易伤

常言说得好，"软、热、少对脾好，硬、冷、多脾易伤"，要想脾胃不受伤，适当摄入温热、软烂食物很有必要。有不少人一年四季都爱喝冷饮、爱吃各种各样的零食等，这都会对脾胃带来不良影响。

对于体质虚寒的人来说，多喝热汤和热粥是增强抗寒能力的好方法。莲子粥、枸杞子粥、八宝粥、大枣山药粥、五色粥等有健脾胃功效；山药排骨汤、杜仲乌鸡汤等有滋养脏腑、平补滋阴的功效，适合怕冷的人在冬天食用。

小米这样吃，养出好脾胃

小米是健脾养胃的佳品。小米应该怎样吃更有利于健脾养胃呢?

小米山药粥　健脾胃、助消化

材料：小米、山药各100克，大枣10克。

做法：

1. 小米洗净；山药洗净，去皮，切块；大枣洗净，去核。
2. 将上述食材一起放入锅中煮粥，大火煮开后，转小火煮30分钟即可。

小米红豆粥　健脾除湿

材料：小米60克，红豆30克，花生米20克。

做法：

1. 红豆洗净，浸泡1小时；小米、花生米洗净。
2. 将上述食材一起放入锅中煮粥，大火煮开后，转小火煮1小时即可。

小米南瓜粥　养脾暖胃、防腹泻

材料：南瓜150克，小米50克，鸡蛋1个。

做法：

1. 小米淘洗干净；鸡蛋洗净放入清水锅中煮熟，捞出去壳，压成泥；南瓜洗净去皮，切片，入蒸锅蒸熟，用勺子按压成泥。
2. 将准备好的小米、鸡蛋泥、南瓜泥一起放入锅中，加适量清水煮粥，大火煮沸后，转小火煮15分钟即可。

肺主一身之气，
肺好呼吸畅、寿命长

肺是人体的"丞相"，肺好呼吸畅

中医对肺有个美好的比喻，叫作"华盖"。盖，即伞；所谓"华盖"，原指古代帝王的车盖。由此可见，在人体五脏中，肺的位置最高，犹如伞盖保护位居其下的脏腑，抵御外邪。其实肺又称为"水之上源"，由脾运化的精气，必须先输送到肺，肺再将津液像雨露一样输布全身，才能熏蒸肌肤，充盈五脏，润泽皮毛。

肺主气，司呼吸，是生命的基础

中医认为肺主气、司呼吸。肺就像人体的中央空调，是气体出入、清浊交换的主要场所，有吐故纳新的作用。肺所负责的气体交换，是一切生命活动的基础。

肺是治理百脉气血的"丞相"

《黄帝内经》中说"肺者，相傅之官，治节出焉"。治节就是治理、调节的意思，这句话意思是说肺像丞相一样，辅助君主（心脏）治理、调节全身气、血、津液以及五脏六腑。肺这个"丞相"治理有方，人的五脏六腑才会"各司其职"，生长发育正常，不易被外邪侵犯。如果肺虚，则"丞相"治节无能，五脏六腑就会各自为政，身体变得一团糟。

肺主皮毛，抵御外邪

皮毛指一身之表，包括皮肤、汗孔、毛发等，是抵抗外邪的屏障。肺气充足的人，肌肤润泽，肌表固密，毛孔开合正常，体温调节能力强，抵抗外邪的能力强，不易生病。肺虚的人，不仅易被外邪侵犯而时常生病，还会头发干枯、皮肤干燥。

肺有四怕：怕寒，怕燥，怕热，怕脏

《黄帝内经》说："肺者，气之本。"肺时刻不停地呼吸，才能维持人的生命活动。可是日常生活中，肺也有自己最怕的"敌人"，只有知己知彼，才能高效护肺。

肺怕寒：
提防感冒和慢性鼻炎

肺位于胸腔，通过气管与喉、鼻相连。寒邪最容易经口鼻犯肺，使肺气不得发散，津液凝结，从而诱发感冒等呼吸道疾病。反反复复感冒可使人体免疫力下降，或引发慢性鼻炎。

温肺御寒推荐食材
生姜：发汗解表，温中散寒，温肺化痰
红糖：温中暖胃
核桃：温肺定喘，补肾固精

肺怕热：
提防咳喘

肺受热后容易出现咳、喘（气管炎、肺炎）、发热等症状。如果肺胃热盛，还可能导致面部长痤疮、酒糟鼻等。

清肺热推荐食材
冬瓜：润肺清热，止咳化痰
莲藕：除热清肺，辅治肺热咳嗽
鸭蛋：清肺火

肺怕燥：
提防干咳无痰、皮肤干裂

肺在五行中属金，与秋气相通。秋天气候干燥，容易耗伤津液，所以秋季常见口鼻干燥、干咳无痰、皮肤干裂等。秋季养生应固护肺阴，少吃辛辣之品，以免加重秋燥对人体的伤害。

滋阴润燥推荐食材
银耳：滋阴润肺，止咳
甘蔗：清肺润喉，缓解咽喉肿痛
梨：润肺，止咳，化痰

肺怕脏：
提防肺"中毒"

肺对环境的要求很高，清新的空气是它的最爱。在空气污染严重的环境待太长时间，肺就会提出抗议，甚至"中毒"，表现为皮肤晦暗、便秘。

清肺毒推荐食材
白萝卜：抗霾排毒
木耳：养肺气，清肺毒

白色和辛味食物是肺的最爱

中医学认为，"五色养五脏"，白色入肺，所以多吃白色食物可以调养肺脏；在五味当中，辛味与肺相对应，辛味食物可以宣发肺气，肺虚的人可以多吃一些辛味食物。

白色食物让你呼吸顺畅

五行中，白属金，入肺，偏重于益气行气。按照中医"肺为水之上源""肺与大肠相表里"，以及五行中火能克金、金可耗火的理论，白色食物特别是白色蔬果，大多具有清热利水、润肠通便、化痰等功效。

优选补肺食物：白萝卜和梨

民谚云：十月萝卜小人参。中医认为，白萝卜性凉，味辛、甘，入肺、胃经，具有健胃消食、顺气化咳、润燥生津等功效，尤其适合肺热的人。

梨性寒，味甘，微酸，入肺、胃经，有生津解渴、润肺去燥、止咳化痰、利咽生津等功效。民间称梨"生者清六腑之热，熟者滋五脏之阴"，因此，梨榨汁生吃能清热泻火，调理咽喉疼痛、便秘尿赤等症。

辛味食物可养肺

中医认为辛入肺，辛味食物可以养肺。很多人认为辛就是辣，其实在中医眼里，除了辣，腥膻、味冲的食物都算"辛"，如羊肉、大葱、韭菜等。秋天，肺气虚的人可多吃点辛味的食物，以增强肺气。辛味食物能刺激胃肠蠕动，增加消化液的分泌，并可促进血液循环、祛风散寒、舒筋活血。

延伸阅读

肺为娇脏，要娇养

五脏之中，肺最娇嫩。对于肺这位"娇小姐"一定要温和对待，日常饮食应以平性及偏温的食物为主，如银耳、百合、白萝卜等，这些食物能够宣肺化痰、疏通经络，利于肺脏保健。

养肺特效穴位：列缺穴、太渊穴、肺俞穴

养肺比较简单的方法，就是找到身体上的特效穴位，经常按按捏捏，有助于养肺强体，调节免疫力。

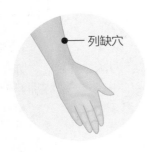

按揉列缺穴

快速取穴：两手虎口相交，一手食指压在另一手桡骨茎突上，食指指尖到达处即是。

按摩方法：每天用拇指指腹按揉列缺穴，每次1~3分钟。

主治功效：清热散风、通络止痛，可缓解风热感冒引起的头痛。

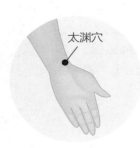

掐按太渊穴

快速取穴：在腕掌侧横纹桡侧，动脉桡侧（靠拇指的一侧）凹陷处就是太渊穴。

按摩方法：用拇指指腹掐按太渊穴1~3分钟，以有酸胀感为度。

主治功效：有强壮肺脏、抑制肺气上逆的功效，从而起到止咳养肺作用。

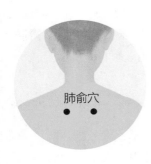

点压肺俞穴

快速取穴：在背部，当第三胸椎棘突下，旁开1.5寸处。

按摩方法：食指、中指并拢，点压肺俞穴10~15分钟，每日1次。

主治功效：可宣肺理气、止咳平喘、补虚益损、清退虚热，适合咳嗽、气喘、胸闷等症。

补肺气，茯苓山药二米粥防咳嗽

肺气的强弱决定着正气的盛衰，因此，中医认为"正气存内，邪不可干"，肺气是正气的主要力量，肺气充足的人，感冒和咳嗽不会打扰，所以防咳嗽的关键是补肺气。

面色发白的人，要好好调养自己的肺脏

肺气一旦不足，五脏六腑的功能也会受阻碍，从而影响身体健康。中医学认为，白色与肺在五行同属于金，所以面色发白、气短无力的人，要好好调养自己的肺脏。在饮食调养方面，补肺的食物首选白色食物，如银耳、茯苓、山药等。

茯苓 + 山药，健脾补肺好帮手

山药性平，味甘，归肺、脾、肾经，可健脾、补肺、固肾、益精，有助于改善脾肺不足引起的咳喘。山药与茯苓搭配煮粥，可以强健脾肺，调理脾虚引起的咳嗽。

茯苓山药二米粥　健脾益肺、改善脾虚咳嗽

材料：茯苓 15 克，山药、小米、大米各 30 克。

做法：

1. 山药洗净，去皮，焙干，与茯苓一同研成细粉；小米、大米洗净，大米用水浸泡 30 分钟。
2. 锅内加清水烧开，加小米、大米、茯苓粉、山药粉，熬煮至米烂粥熟即可。

用法：早晚饮用，每周饮用 2 ~ 3 次。

中药小档案

药名：茯苓

性味：性平，味甘、淡

归经：归心、肺、脾、肾经

功效：利水渗湿、健脾化痰、宁心安神

滋肺阴，三宝粥防秋燥

肺脏最怕燥邪。秋天气候比较干燥，人经常感觉皮肤发干、嗓子发干，这其实就是燥邪伤肺的表现。预防燥邪伤肺，首先在饮食上要少吃辛辣食物，减少身体里的火气；另外要选择滋阴润燥的食物来养肺。

秋季润燥，首选白色食材

在秋季，吃得过于辛辣、油腻容易上火，此时，可以针对性地选择润燥的食物以滋阴祛火。润燥食物多是白色的，如莲子、银耳、梨、百合、白萝卜等，搭配煮粥时可交叉选择，不仅清肺润燥效果好，而且甘甜滋味佳。

秋季润燥"养肺三宝"：糯米、银耳、莲子

秋季润燥养肺，有三种食物可以选择，分别是糯米、银耳、莲子。糯米有补养肺气的功效，可改善多汗、血虚、脾虚、体虚等；银耳有滋阴、润肺、益气、强心等功效；带心莲子能清心火、安心神。将这三种食物熬成粥食用，滋养润燥的效果更好。

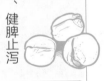

中药小档案

药名：莲子

性味：性平，味甘、涩

归经：归脾、肾、心经

功效：养心安神、益肾固涩、健脾止泻

三宝粥 除燥、润肺、清火

材料：糯米100克，莲子20克，干银耳10克，大枣3~4个，冰糖适量。

做法：

1. 将莲子、大枣、干银耳泡发，洗净；银耳去蒂，撕成小片备用；糯米用清水淘洗两遍，沥干备用。

2. 在砂锅中加适量水，放入莲子、银耳，开中火熬煮，水沸后再加入糯米，并用勺子不断搅拌，防止粘锅。

3. 撇去浮沫后盖上盖子，加入大枣转小火熬煮20分钟左右，加冰糖调味即可。

心是身体的君主，养好心神年轻体健

心主神明，心不藏神人就老得快

人们经常说某个人"心大"，就是说这个人心里没负担，不爱计较。这样的人总是乐呵呵的，精神状态好。这是因为，人的精神活动由心掌管。

心者，神之舍

许多人不理解，为什么中医要将心放到那么高的地位？其实这在《黄帝内经》中已经说得很清楚了，"心者，神之舍也"。如果我们用现在的话说，就是人的精神、思维、意识、情绪、语言、表情等各种复杂的心理活动，以及身体的感觉、运动、定位、反应等一系列神经功能都与心密不可分。

心神安宁，人精神、心情好

中医认为，神明所居之地是心，神明从心出发，调控体内脏腑、经络、气血、津液；若心平气和、心血滋润，人的精神、思维、意识、神经活动就正常，身体安康；若心气浮躁、血不养心、神明不安，人的精神、思维、意识、神经活动就会紊乱，甚至诱发疾病。

心气不足的表现有哪些

要想看看自己或者家人是不是心气虚，可以通过以下 3 点判断。

1 体态	2 易病	3 乏力
气虚体质的人一般偏胖，但胖而不实，皮肤松软。	心气虚的人容易感冒，这是因为气不足以固表，容易外感风寒，也容易动不动就大汗淋漓。	心气虚的人很容易乏力，经常头晕头痛、心慌气短，稍微干点活就疲倦乏力。

红色、苦味食物可养心神、降心火

中医认为心为君主之官，五行属火，比较偏好苦味和红色的食物。

要养心，红色食物最适合

从阴阳五行来说，心主血，血是构成人体和维持生命活动的基本物质。红为火，入心，所以要养心，红色食物最适合，可以益气补血。

红色食物	功效
大枣	补益心血，调节免疫力
番茄	清热生津，保护心血管
苹果	生津止渴，清热除烦
山楂	活血散瘀，养护心肌
红豆	补心血，养心神

苦味食物利于降心火

大多苦味食物性寒、味苦，有清热泻火、止咳平喘等作用，具有除邪热、清心明目、益气提神等功效，所以味苦的食物有利于降心火。

苦味食物	功效
苦瓜	清心明目，清热解毒
莲子心	清心安神，补肾固涩
莴笋	清热利尿，除烦止渴

苦味食物一般性寒，容易伤胃，所以脾胃虚寒和心阳不足的人不宜吃太多，否则会使身体更寒凉。

养心特效穴位：神门穴、劳宫穴、郄门穴

日常养心有一个既简单又省钱的方法，就是找准特效穴位，每天做做按摩，就能起到养心安神的效果。

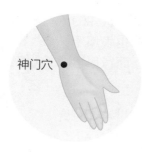

神门穴

按揉神门穴

快速取穴：位于手腕内侧（掌心一侧），腕掌侧远端横纹尺侧端，腕屈肌腱的桡侧凹陷处。

按摩方法：用拇指指腹按揉神门穴，每次按揉50~100次。

主治功效：宁心安神，可用于心慌、胁痛、自汗、盗汗、失眠、健忘等。

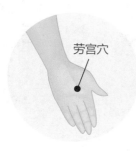

劳宫穴

按压劳宫穴

快速取穴：在手掌心的凹陷处，第二、第三掌骨之间偏于第三掌骨，握拳时中指尖所指处即是。

按摩方法：可用双手拇指相互按压对侧的劳宫穴，各按压50~100次。

主治功效：劳宫穴可清心胃之火，对于心火内盛、胃火旺盛、浊气上攻所致病症，按压劳宫穴可清泻火热、开窍醒神。

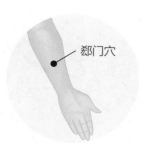

郄门穴

按揉郄门穴

快速取穴：在前臂掌侧，当曲泽穴与大陵穴的连线上，腕横纹上5寸。

按摩方法：用食指指腹按揉郄门穴，每天按揉50~100次。

主治功效：具有宁心、安神、理气、活血的功效。主治心胸部疼痛、心悸等。

天麻鱼头汤，养心健脑效果好

中医认为，脑和心是相互关联的，二者任何一方出了问题，都会影响另一方，这就是人们常说的"心脑相通"。

心脑相通，心通则脑明

中医的心，不单指心脏。心属火，主神明，有关思维、认知的这些功能都归心。在具体器官上，脑有思维的功能，中医认为，脑也隶属于"心"的管辖。"肾主骨生髓，脑为髓海"，脑需要肾精的滋养，而肾属水，肾水靠心火的引导才能上达脑部，滋养脑部。

经常用脑的人该吃什么

经常用脑且因受风而头晕、头痛的人可以多吃一些补脑食物，如鱼头汤。鱼头可以提供优质蛋白和钙，鱼头所含的脂肪酸多为不饱和脂肪酸，有助于保护血管。天麻鱼头汤具有益脑醒神、助眠的功效，能缓解失眠。

天麻鱼头汤 调节心脑功能

材料：胖头鱼鱼头800克，虾仁、鸡肉各50克，鲜香菇35克，
      天麻片5克。

调料：葱段、姜片、盐、胡椒粉各适量。

做法：

1. 鱼头洗净；香菇洗净，去蒂，切片；虾仁洗净；鸡肉洗净，
   切片。
2. 锅内倒适量油烧热，放鱼头煎片刻，加香菇片、鸡肉片略炒，倒入适量清水，加入天麻片、葱段、姜片，小火煮20分钟，放入虾仁煮熟，加盐、胡椒粉调味即可。

中药小档案

药名：天麻

性味：性平，味甘

归经：归肝经

功效：息风止痛、平抑肝阳、祛风活络

肝好排毒畅、气血足

肝是人体的"大将军"，肝好身体棒

《黄帝内经·素问》中提到："肝者，将军之官，谋虑出焉。"中医认为，肝与人的精神情志、消化吸收、气血运行、水液代谢等息息相关，所以称其为"将军之官"。

肝主疏泄

中医认为，肝主疏泄，有调畅气机的作用，可以使全身各脏腑的气机升降出入平衡。肝气升发正常，人多表现为精神愉快、心情舒畅、思维灵敏。若肝失疏泄，则可能导致人的精神情志活动异常，比如郁郁寡欢、多愁善感等。肝还疏泄水谷精微，指肝把摄入的营养物质传输到全身。

肝藏血

《黄帝内经》有"卧则血归于肝"之说。当人活动的时候，血流量增加，肝脏就排出储藏的血液，以供人体活动的需要；当人在休息和睡眠时，需要的血液量减少，多余的血液则储藏于肝脏。

肝主筋膜

肝血充足则肢体的筋和筋膜能得到充分濡养，肢体关节活动灵活，强健有力；如果肝血虚衰亏损，不能供给筋和筋膜充足的营养，那么活动能力就会减退，易疲惫。

延伸阅读

肝病是很多疾病的起点

肝为"五脏之贼"，如果肝脏有病变，会连累其他脏腑。肝病了，往往会传到脾，脾病会传到肾，肾病会传到心，心病会传到肺。因此，"百病从肝治"。

绿色、酸味食物让你的肝活力满满

中医认为绿色、酸味食物是养肝的佳品。常吃这两类食物，有助于养肝血、清肝火。

青色食物对肝有哪些好处

按照中医养生五行理论，肝主绿色。因此，吃绿色食物有助于养肝，每天吃一些绿色蔬菜就可轻松达到养肝的目的。多吃绿色蔬菜不仅可以补血养肝，而且能润燥疏肝，是理想的调养食物。

荠菜就是一种很好的养肝食物，有清肝去火的作用。自古以来，中国民间就很推崇荠菜的食疗功效，有"三月三，荠菜赛仙丹"的说法。

除了荠菜，空心菜、菠菜、莜麦菜等也是理想的养肝食物。空心菜能利尿养肝、解毒凉血；莜麦菜能滋阴平肝、润燥降脂，属于低热量、高营养蔬菜；菠菜能滋阴平肝、补血养血，对于因肝血不足而导致的双目干涩、视力下降有良好的调理作用。

除绿色蔬菜，其他绿色食物对养肝也有帮助。比如绿豆有助于去肝火，所以绿豆汤很适合肝火旺的人饮用。还有些人经常熬夜导致双目红肿，这种情形可以喝绿豆汤，调理效果也很好。

酸味食物对肝有哪些好处

除了绿色食物外，酸味食物也有护肝的功效。中医认为，五味中的酸有收敛作用，适当吃酸可以养肝阴、疏肝解郁。现代临床研究发现，酸味食物有增强人体消化功能、保护肝脏、降血压的功效。宜经常选用的酸味食物有乌梅、石榴、山楂、橙子等。因为辛甘可助阳生火，所以肝火旺盛的人要尽量避免食用油炸、辛辣、肥甘厚味、湿腻的食物；而酸甘可以化阴生津，平时可以食用一些既酸又稍带甜味的食物，如番茄、草莓、乌梅等，可以化津生液、补阴血、退虚火。

养肝特效穴位：太冲穴、肝俞穴、三阴交穴

养肝简单有效的方法就是，找到身体上的穴位，经常做做按摩，就能收到不错的养肝效果。

按揉太冲穴

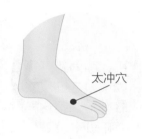
太冲穴

快速取穴：本穴位于足背，第一、二跖骨结合部的前下凹陷处。

按摩方法：用拇指指腹按揉太冲穴50~100次。

主治功效：太冲穴有平肝调肝、潜阳息风、理气调血、清利下焦的作用，主治肝病。常用于调理头痛、目赤、高血压、遗尿、月经不调、下肢麻痹、脚肿、呕吐、脑卒中等症。

按揉肝俞穴

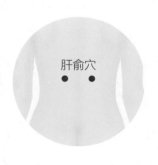
肝俞穴

快速取穴：在背部，第九胸椎棘突下，后正中线旁开1.5寸。

按摩方法：用拇指指腹按揉肝俞穴50~100次。

主治功效：肝开窍于目，本穴有泻肝火、补肝血、清肝明目、消肿止痛的功效，主治目赤、目视不明、迎风流泪、夜盲等。

掐按三阴交穴

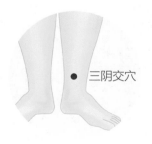
三阴交穴

快速取穴：在小腿内侧，内踝尖上3寸，胫骨内侧面后缘处。

按摩方法：用拇指掐按三阴交穴50~100次。

主治功效：为肝、脾、肾三者经脉交汇处，经常按揉此穴可益气健脾、调补肝肾。

菠菜猪肝汤，养肝血、明目效果好

菠菜猪肝汤是一道家常菜，具有补肝、养血、明目的功效。

养肝就能明目

中医认为，肝开窍于目，肝所藏的精微物质持续输送至目，使目受到滋养，就能维持正常的视觉功能。因此，养肝就能明目。

为什么猪肝可以养肝明目

从现代营养学角度来看，吃猪肝确实对眼睛有补益作用，因为猪肝富含维生素 A，而维生素 A 的主要功能就是维持视网膜功能，如果缺乏维生素 A 就容易得干眼症、夜盲症。《太平惠民和剂局方》里就记载有猪肝羹这样的食疗方，主要用于调治肝虚、远视无力等症。具体做法是把猪肝切碎，跟葱白、鸡蛋一起做成羹。总体来说，古代医家对于猪肝养肝血、明目等功效是比较认可的。

菠菜则是补血食物，所以菠菜和猪肝一起做成菠菜猪肝汤，能起到一定的补养肝血功效。

菠菜猪肝汤　补肝、养血、明目

材料：新鲜猪肝、菠菜各 250 克。

调料：盐、白醋、姜片各适量。

做法：

1. 将猪肝冲洗干净，放在水里浸泡 30 分钟，然后在沸水中焯烫。
2. 将烫好的猪肝切片，用姜片、白醋浸泡一下，去除腥味；菠菜洗净，切段。
3. 锅中重新放清水，烧开后放入猪肝片、菠菜段，加盐调味即可。

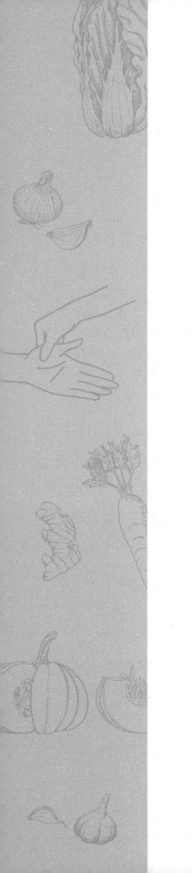
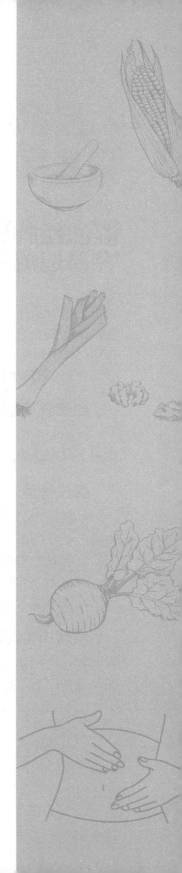

part
5

祛除湿瘀火毒，
扫除『慢性病』的
潜在威胁

痰湿瘀滞，运化不畅：慢病找上门

湿浊使脾胃运转排泄不及时，容易造成血脂异常

血脂异常是一种全身性疾病，是指血液中的总胆固醇、甘油三酯过高或高密度脂蛋白过低，其主要危害是导致动脉粥样硬化，进而引发众多的相关疾病，其中最常见的是冠心病。此外，血脂异常还是引发脑卒中、心肌梗死、心脏性猝死的危险因素。

血脂异常的主要症状

血脂异常早期并无明显症状，可能有反复发作的腹痛、头晕，可见皮肤、黏膜上有黄色瘤，患者多肥胖。

脾失健运、痰浊内生就会导致血脂异常

中医认为，血脂异常的一个重要病因就是平时喜欢吃肥甘厚味，导致脾失健运、水谷不化，痰浊内生而引发此病。所以，要控制血脂异常，就要减少饮食中脂肪和胆固醇的摄入量。

减少脂肪的摄入量，尽量不吃猪油、肥肉等食物；限制胆固醇的摄入量，每日胆固醇摄入量不超过 300 毫克。

常喝山楂荷叶茶，可调节血脂、养护血管

将 30 克山楂洗净、切开，与 4 克荷叶一起放入茶杯，用沸水冲泡 15 分钟，即可代茶饮用。此茶有助于调节血脂、保护心血管。

鲫鱼冬瓜汤，祛湿健脾、降血脂

中医认为，血脂异常主要的调理方式是健脾祛湿，通过提升脾的运化能力，祛除体内的湿浊，使血脂恢复正常。

鲫鱼搭配冬瓜，健脾利水控血脂

鲫鱼味道鲜美、肉质细嫩，具有益气健脾、利水消肿的功效。鲫鱼含优质蛋白，容易被人体消化吸收。常吃鲫鱼，有助于调血脂。冬瓜性微寒，味甘，有清热利水、清降胃火的功效。鲫鱼与冬瓜搭配，可健脾祛湿、调血脂。

鲫鱼冬瓜汤更适合夏季饮用。每年夏季最后一个月和秋季第一个月，称为长夏，其特点是温度上升至全年最高、湿度大。此时，人体以脾当令，而脾易受湿邪侵犯而代谢失常。所以，饮食要顺应季节与人体特点，吃健脾利水的鲫鱼冬瓜汤。

鲫鱼冬瓜汤　健脾祛湿、调血脂

材料：鲫鱼 300 克，冬瓜 150 克。

调料：盐、葱段、姜片、香菜末各适量。

做法：

1. 鲫鱼去鳞、鳃和内脏，洗净，控水；冬瓜去皮除瓤，洗净，切薄片。
2. 锅中油烧热，下葱段、姜片爆香，放入鲫鱼煎至两面金黄，加适量开水煮沸。
3. 盛入砂锅内，加冬瓜片，小火慢煨约 1 小时，至鱼汤呈奶白色，加盐调味，撒上香菜末即可。

┌─ 延伸阅读 ─┐

《黄帝内经》已强调血脂异常的危害

血脂异常是引发心脑血管疾病的元凶，《黄帝内经》中其实早已注意到它与心脑血管疾病的密切关系。《黄帝内经》中并无"高血脂"的名称，但提出"膏人""肥人""膏脂"等，重视"肥""脂"对健康的危害。

艾灸神阙穴、足三里穴、丰隆穴，可有效调控血脂

在神阙穴、足三里穴、丰隆穴上艾灸，有活血通络、补阳益虚的功效，可以消瘀化滞，调节血脂水平。

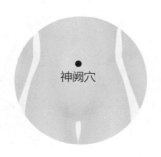

艾炷隔姜灸神阙穴

快速取穴：位于肚脐的正中央。

艾灸方法：取新鲜的姜，切成0.3厘米厚的薄片，在姜上扎小孔。把姜片放在神阙穴上，然后将艾炷放置在姜片上，点燃，施灸5～10分钟。

主治功效：温补肾阳，化瘀去滞。

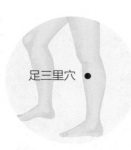

艾条温和灸足三里穴

快速取穴：位于小腿外侧，外膝眼下3寸。

艾灸方法：点燃艾条，对准足三里穴，距离皮肤1.5～3厘米处，施灸10～15分钟。

主治功效：疏通气血，增强脾胃功能。

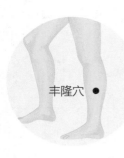

艾条温和灸丰隆穴

快速取穴：在小腿外侧，外踝尖上8寸，胫骨前肌的外缘。

艾灸方法：点燃艾条，对准丰隆穴，距离皮肤1.5～3厘米处，施灸10～15分钟。

主治功效：调理脾胃，防止痰浊内生。

气血瘀滞困扰心包经，常会诱发冠心病

冠心病是由于某些因素导致冠状动脉粥样硬化、血流不畅，使心肌缺血、缺氧而引起的一种心脏病。从中医角度讲，气血瘀滞困扰心包经，使周身血液循环不畅，就会诱发冠心病，属"胸痹""心痛""胸痛"范畴。

为什么冬季对冠心病患者影响很大

寒冷的冬季对冠心病患者的影响很大，因此，每年 11 月份至次年 1 月份是心脏病的高发季节，而北方冠心病的发病率也明显高于南方。低温刺激可引起体表小血管的痉挛收缩，动脉血管的收缩与舒张发生障碍，使血流速度变缓，不能完成正常循环功能。为了进行功能代偿，心肌必须加强工作以维持正常血流速度，这势必加重心脏的负担。

冬季如何预防心血管疾病突发

控制血压　高血压患者一般冬天的血压较夏天高，因此在寒冷的冬季，心脑血管疾病患者一定要定期监测血压，定期复诊，如果血压有波动要及时就诊。

注意保暖　冬季室内外温差大，所以，心脑血管疾病患者一定要注意保暖。特别对于生理功能减退、抗病能力弱的人来说，在冬季疾病更容易发作或病情加重。

饮食清淡　心脑血管疾病患者应避免高脂、高盐、高嘌呤食物，宜选择清淡、少盐的食物，多吃蔬果，避免过饱。

玫瑰佛手茶，消滞化瘀解心痛

中医认为，气血是人的生命基础。气血充沛，则经脉畅通，不容易被慢性病盯上。而气运行不利常会引起血瘀，血流缓慢就容易瘀堵，从而引发心脑血管疾病。

如何判断自己体内是否有瘀血阻滞

┌ 体内瘀血阻滞的表现 ────────────────────
身体特定部位疼痛，痛处固定，以刺痛为主。

┌ 主要表现 ─────────────────────────────
头痛、头晕、失眠、健忘；胸闷、胸痛、心悸；肢体麻木、发凉、疼痛；
月经不调、痛经等。

┌ 体征表现 ─────────────────────────────
面色发黑、无光泽；口唇和舌头暗红、发紫；皮肤干枯、粗糙、瘙痒；
体内有肿块，疼痛且长期不能缓解。

理气消滞，玫瑰佛手茶效果好

玫瑰花有调和肝脾、理气和胃的作用，这在《本草纲目》中就有记载。玫瑰花气味芳香，既能疏肝理气而解郁，又能活血散瘀，有柔肝醒脾、行气活血的作用，适用于肝胃不和所致胁痛脘闷、胃脘胀痛。

佛手为芸香科植物佛手柑的果实，其味辛、苦、酸，性温，香气浓郁，有疏肝理气、和胃止痛的功效，主治胃痛胀满、痰饮咳嗽、呕吐少食等。二者合用，可互相助力，行气导滞、调和脾胃。

玫瑰佛手茶 疏肝解郁、化瘀滞

材料：玫瑰花、佛手各5克。

做法：将玫瑰花、佛手一起放入瓷杯或玻璃杯中，冲入沸水，浸泡10分钟，
　　　即可饮用。

用法：感觉心胸憋闷时饮用。

内关穴，心脏的"保护神"

　　古代都城有内城外城之分，内城住的是皇亲国戚、国之重臣，只有经过犹如关口的城门才能入内。人体也一样，它有一套完整的免疫系统，外邪想要入侵人体，就必须冲过重重关卡。而内关穴就是守护人体"内城"的关口，它时刻守护着我们的身体健康。

内关穴，守护心脏的重要关口

　　内关穴是手厥阴心包经上的穴位，是守护心脏的一个重要关口。经常按揉内关穴对心脏有保健作用，对调治心、胃疾病以及神经性疾病都有作用。如果有心动过速、心动过缓、心律不齐、心慌、胸闷气短、胸痛、心悸等症状，刺激内关穴，可使症状得到一定改善，并且内关穴有双向调节作用。通过一定刺激，心动过速可以变慢，心动过缓可以变快。按压内关穴还有助于改善睡眠。

保养方法：按摩内关穴

　　快速取穴：一手握拳，腕掌侧突出的两筋之间，距腕横纹 3 指宽的位置即内关穴。

　　按摩方法：用一只手的拇指，稍用力向下点压对侧手臂的内关穴，保持压力不变，继而旋转揉动，以产生酸胀感为度。

　　主治功效：对心悸、胸闷、胃痛、呕吐等有一定作用。

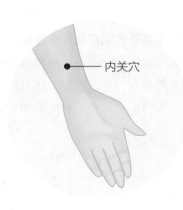

内关穴

苦瓜炖鸡，生津止渴、控血糖

糖尿病患者当中，多是脏腑内热过盛，比较适合吃清热养阴又补虚的苦瓜炖鸡来调理。

苦瓜搭配鸡肉，清火养阴又补虚

苦瓜性寒，味苦。苦入心，苦寒清心火、泻胃热，有养阴生津的作用。

鸡肉性温，可温补肝气，搭配苦瓜，互相平衡制约，使这道食疗方既清热养阴，又不过于寒凉。

苦瓜炖鸡　清热养阴、补虚、控血糖

材料： 土鸡1只，苦瓜200克。

调料： 盐适量。

做法：

1. 土鸡治净，洗净；苦瓜洗净，切片。

2. 将所有食材放入锅中，加冷水刚好没过鸡，炖大约3小时，加盐调味即可。

温馨提示： 脾胃虚寒者慎服。

延伸阅读

糖尿病患者的日常饮食原则

糖尿病患者在日常饮食中要把握"低糖、高膳食纤维"的原则，宜吃五谷杂粮，如莜麦面、荞麦面、燕麦片、玉米面等；适当吃豆类及豆制品；还可以吃苦瓜、洋葱、香菇、柚子等有助于降低血糖的蔬果。忌吃蜜饯、果脯等含糖量高的食物。

按摩然谷穴、内庭穴、关元穴，辅助调理糖尿病

　　除了食疗和药物，还可以配合按摩来调节血糖。中医认为"药穴同源"，每个人的身体都是一个"百药箱"，里面装的"药"就是穴位。调节糖尿病，也有其对应的"药穴"。

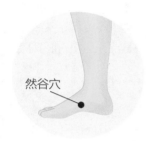

然谷穴

点揉然谷穴

　　快速取穴：在足内侧缘，足舟骨粗隆下方，赤白肉际处。

　　按摩方法：每天晚上洗完脚，可以用拇指点揉然谷穴50～100次，直至有明显的酸胀感。

　　主治功效：滋阴去火，改善糖尿病引起的口渴。

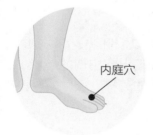

内庭穴

按揉内庭穴

　　快速取穴：在足背第二、第三趾间缝纹端处。

　　按摩方法：用拇指指腹按揉内庭穴50～100次，直至有明显的酸胀感。

　　主治功效：清胃泻火、养阴增液，可以改善胃阴不足、胃热引起的糖尿病。

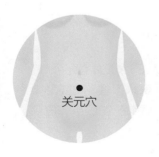

关元穴

摩擦关元穴

　　快速取穴：在下腹部，前正中线上，脐下3寸。

　　按摩方法：双手搓热后，用掌心快速摩擦关元穴50～100次。

　　主治功效：滋补肾阴、培元固本、补益下焦，改善糖尿病的多尿症状。

肝火过旺，血压飙升没商量

很多高血压是肝阳上亢引起的

肝阳上亢是怎么回事

肝阳上亢是中医常见的临床证型。主要是由于肝脏的阴血不足，同时由于情志或者是疾病原因导致的肝气上亢。肝阳上亢的症状主要有头晕、头痛、耳鸣、视物昏花，同时还有口苦、口干，患者往往脾气急躁。严重的肝阳上亢会引发高血压，甚至脑卒中。

高血压的常见症状有哪些

高血压早期症状为：头晕、头痛、心悸、烦躁、失眠等。严重者不但头痛，还伴有恶心、呕吐、眩晕、耳鸣、心悸气短、肢体麻木等症状。

平抑肝阳是调控高血压的捷径

调控肝阳上亢引发的高血压，平抑肝阳为主要方法，以清肝热、安心神。平抑肝阳多用牡蛎、代赭石、石决明等药物，以改善肝阳上亢出现的症状。平抑肝阳的药物大部分具有降血压的作用，同时配合其他药物，可以调理高血压所引起的相关并发症。

延伸阅读

高血压的判断标准

正常血压是指收缩压为 90 ~ 119 毫米汞柱，舒张压为 60 ~ 79 毫米汞柱。未使用降压药的情况下，非同日 3 次测量收缩压 ≥ 140 毫米汞柱和 / 或舒张压 ≥ 90 毫米汞柱，可诊断为高血压；既往有高血压史，目前正在服用降压药的情况下，血压虽低于 140/90 毫米汞柱，也属于高血压。

春天吃点马齿苋粥，有助于平稳血压

在四季当中，春天是万物生发的季节，这时候木气生发，所以特别容易出现肝火旺盛的情况。春季可以吃一些新鲜的时令植物，如马齿苋，预防肝火亢盛引起的血压升高。

春天随处可见的马齿苋，是清肝火的好食材

春天，在南方，马齿苋常常出现在田间地头。马齿苋肥厚多汁，为药食两用植物。马齿苋既可以降肝火、清心火，又可以清肠热、解毒。

马齿苋具有一定的保肝作用。有的人熬夜后眼睛发红、头晕，这是肝火上炎的表现，吃点马齿苋有助于缓解。有些人到了中年就长满白发，除了肾虚，还可能是由于肝火太盛，上冲头顶引起的。吃点马齿苋，也有改善作用。

马齿苋的吃法

马齿苋的吃法有多种，可以凉拌，可以清炒，还可以煮粥，都有良好的清火作用。不过，需要注意的是，有两种人要避免吃马齿苋。

① 腹部受寒腹泻的人。

② 如果你在吃中药，药方里有鳖甲，不宜食马齿苋，二者相克。

马齿苋粥 清肝火、控血压

材料：鲜马齿苋 100 克，大米 50 克。

做法：

1. 鲜马齿苋拣去杂质，洗净，切碎后盛入碗中，备用。
2. 大米洗净，放入砂锅中加适量水，大火煮沸后，改用小火煮 30 分钟，加切碎的鲜马齿苋，拌匀，继续煮至大米软烂即可。

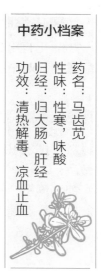

中药小档案

药名：马齿苋

性味：性寒，味酸

归经：归大肠、肝经

功效：清热解毒、凉血止血

两款菊花粥，平降肝火、调控血压

菊花搭配绿豆，平肝，控血压

调理肝阳上亢引起的高血压，可以用到一款食疗方——菊花绿豆粥，能够养肝降压。绿豆可清热解毒，有助于降血脂、降血压；菊花有清肝明目、清热解毒的功效。二者搭配煮粥，可以清热、平肝阳，帮助调控血压。

菊花绿豆粥　清肝明目、控血压

材料：小米80克，绿豆50克，干菊花3克，冰糖适量。

做法：

1. 绿豆洗净；小米淘洗干净；菊花用清水洗去浮尘，捞起备用。
2. 锅置火上，倒入适量清水大火煮沸；放入菊花煮5分钟，过滤取菊花汁加入绿豆；再次煮沸后，加入小米，大火煮10分钟后，改用小火煮30分钟至粥黏稠时，加冰糖调味即可。

中药小档案

药名：菊花

性味：性微寒，味甘、苦

归经：归肺、肝经

功效：散风清热、清肝明目

菊花搭配银耳，养肝清火，控血压

菊花有平抑肝阳、清肝明目的功效，银耳可以滋阴敛阳、清火。二者搭配煮粥，对于肝阳上亢引起的高血压，有很好的调理功效。

菊花银耳粥　清肝火、控血压

材料：糯米100克，干银耳5克，菊花3克，蜂蜜适量。

做法：

1. 银耳泡发，洗净去蒂，撕小朵；菊花洗净；糯米洗净，用水浸泡4小时。
2. 锅内加适量水烧开，加入糯米、银耳，大火煮开后转小火煮20分钟，放菊花，小火煮15分钟关火，放温，调入蜂蜜即可。

肝郁气滞引起的高血压，
就用栀子清肝散加减泡脚方

人体血压与情绪的关系很密切。现实生活中，有些人血压升高是肝郁气滞引起的，调理应以疏肝解郁为主。

肝郁气滞导致的高血压有哪些特点

肝郁气滞导致的高血压，表现症状除血压升高外，还或多或少会出现这些症状：头痛头胀、两胁疼痛、头昏眩晕、口苦、口干、面红耳赤、心情急躁、失眠多梦、尿黄、大便干燥。这类人的舌象大多为舌质红，或者可以观察到尖边红。脉的状况是：弦、硬、有力。

栀子清肝散加减泡脚方，疏肝解郁有妙招

这种情况，可以用栀子清肝散加减泡脚方。这个方子由柴胡、炒栀子、丹皮、香附、当归、川芎、白芍、茯苓、郁金、远志几味中药构成。其中，栀子、丹皮清肝泻火；柴胡、香附疏肝解郁，把肝的郁结打开，让人心情变好；当归、白芍、川芎，补肝血，养阴柔肝；郁金、远志、茯苓宁心安神，可以促进睡眠。

栀子清肝散加减泡脚方　清肝火、缓解耳鸣

材料：柴胡、炒栀子、丹皮、香附、当归、川芎、郁金、远志各6克，白芍9克，
　　　茯苓15克。

做法：将上述药材清洗干净，熬煮1小时左右。

用法：药汁兑入温水泡脚，每天最好泡2次，每次泡20分钟左右，水没过
　　　脚踝即可。

温馨提示：使用前请咨询专业医生；孕妇忌用。

按揉百会穴、神庭穴，
缓解高血压引起的头晕、头痛

　　中医认为，头为精明之府、百脉之宗，是全身的主宰。对头部的百会穴、神庭穴进行按摩，有清热降火、平抑肝阳、调控血压的作用。现代医学表明，对这两个穴位进行按摩不仅能调节微血管舒缩，解除小动脉痉挛，还能疏通气血、调和阴阳，对预防和调理高血压有益。

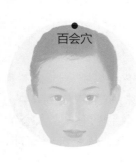

按揉百会穴

快速取穴：在两耳尖连线与头正中线相交处。

按摩方法：手指紧贴百会穴呈顺时针旋转，每次按揉36下。

主治功效：百会穴位于头顶部正中央，是人体众多经脉汇聚的地方，是头部保健的重要穴位，它能够通达全身的阴阳脉络，连接大小经穴，是人体阳气汇聚的地方。按揉此穴有开窍醒脑、固阳降压的功效。

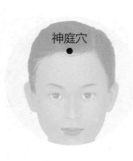

按揉神庭穴

快速取穴：当前发际正中直上 0.5 寸。

按摩方法：用拇指或中指以较强的力度按揉神庭穴10下，再分别顺时针、逆时针各揉动20圈。

主治功效：按揉神庭穴有清热散风、镇静安神的功效。经常按摩该穴，可宁心安神，还可以调理高血压引起的失眠、眩晕、记忆力减退等。

排除体内毒，消疼痛、防百病

六毒致百病

《黄帝内经》说："夫百病之始生者，必起于燥湿、寒暑、风雪、阴阳、喜怒、饮食、居处。"这说明疾病形成的关键因素，离不开自然界六种气候（风、寒、暑、湿、燥、火）的影响，六气太过就会变成"六毒"伤人。

"六毒"致病的条件一：冬时应寒而反大温

随着全球气候变暖，近年来出现多个"暖冬"。不是春天，气候却变暖了，有些病毒被"解冻"了，就开始蠢蠢欲动，大量繁殖。那么，人体在这个时候会有什么改变呢？冬天本来应该冷，人体腠理（皮肤、肌肉的纹理）应该收紧致密，但身体以为春天来了，毛孔开始松懈、张开，从而给外邪提供了侵入身体的机会。

"六毒"致病的条件二：春时应暖而反大寒

春天天气开始稍微变暖了，但是寒流随之而来，又是降温又是连续下雨。天气开始回暖时，身体毛孔逐渐打开，突然又降温下雨，这个时候阴寒之气就会侵入身体。湿、寒、温都是外界气候的变化，是外界环境的一种状态。中医讲，"阳化气，阴成形"，阴寒过多地积聚在人体，就可能成为大病的潜在发病因素。

季节不同，调养重点不同

了解"六毒"致病的条件后，应根据季节，调整养生方法。比如冬天应该冷却暖的时候，就不要过量运动，不要让自己处于那种大汗淋漓的状态。就像有人发热了，问他为什么会发热，他说："晚上锻炼身体，出了许多汗，结果受风了。"这就是错误地对待身体。冬天，不能把身体按照夏天的情况调养，该收藏时宣发，一旦受风、受寒，身体就会出问题。

痰毒——肺癌的罪魁祸首

痰毒是肺癌的导火索。正常人早晨起来时有一点痰，但有的人一天都在吐痰，这说明有痰毒。痰从哪里来？一是饮食不当所致，二是肺部疾病所致。一旦有痰，首先就要检查肺是否有毛病。如果有，就得马上解决，找到产生痰的根源。

脾为生痰之源

脾主运化，人体摄入的营养都是通过脾的运送功能输送至五脏六腑、四肢百骸。脾的运化功能强健，则脏腑气血充和；反之，若脾的运化功能不健，则营养物质不能运送到周身，代谢垃圾不能运送出去，就易与体内水液混合凝聚成痰。

肺为贮痰之器

中医认为，肺的生理功能以宣发和肃降为主，掌管体内的气与水液的调控。同时，肺为"娇脏"，其功能易受外邪或是人体内在功能障碍的伤害，造成"肺气不宣"（喘、咳、闷、胀、堵塞感等）和"肺失肃降"（气逆、咳、呕等）的病理现象，从而津液输布失常，积聚生痰。

咳嗽痰多，如何调理

痰多时，除了药物治疗外，饮食上也要多加注意。尤其是肺部无病症，只是饮食所致者。不妨吃些化痰的食物，如白萝卜。吃法也很简单，生萝卜洗净后切成丝或薄片，加醋凉拌即可。

延伸阅读

肉生痰，适当吃素可避免湿邪伤脾

"肉生痰"，并不是说肉吃多了，人就容易咳嗽生痰，而是说过多食用肉类，易导致人体内津液代谢失常，产生痰浊。原因何在呢？

因为肉类中含有大量脂肪，人体过量摄入后，就会给脾胃及其他器官带来负担，一旦身体水液代谢失衡，人体血液黏稠度就会随之升高，从中医角度来说，正是痰瘀互结、湿邪堆积的一种客观表现，即"肉生痰"的外在反映。因此，适当吃素可以避免湿邪伤脾。

生姜陈皮饮，温肺化痰的好饮品

陈皮和生姜是我们日常经常用到的食材，它们也是化痰的良药。

陈皮，燥湿化痰的常用药

陈皮，又名橘皮，是芸香料植物橘及其栽培变种的干燥或熟果皮，也是一种常见的中药。

中医认为，陈皮性温，味辛、苦，入脾、肺经，气味芳香，长于理气，能入脾肺，有很好的降逆止呕、燥湿化痰的功效。现代研究发现其中的挥发油可促进消化液分泌，排除肠内积气。

著名医家陶弘景提出："橘皮疗气大胜……须陈久者良。"指的是存放时间越久的陈皮，药用价值越高。

生姜，和胃止呕的良药

生姜，性微温，味辛，归肺、脾、胃经，有解表散寒、温中止呕、化痰止咳等多种功效，中医上有"呕家圣药"之称。

生姜可以刺激唾液、胃液和消化液的分泌，有增加胃肠蠕动的作用，其中的主要成分——姜烯，还有保护胃黏膜细胞的作用，是健胃药的有效成分之一。

生姜陈皮饮　健脾、燥湿、化痰

材料：陈皮5克，生姜2片。

做法：沸水冲泡后代茶饮即可。

用法：一次1杯，一天2～3次即可。

温馨提示：处于经期的女性，可适量加些红糖，不仅暖胃，还能促进血液循环。

肝毒——肝癌的潜在导火索

肝是人体最重要的代谢和解毒器官，同时也是最容易堆积毒素的脏腑，有一句风趣的比喻说"胃是喇叭，肝是哑巴"，胃稍微一疼，我们就会有感觉，但肝是"沉默的器官"，从来不会主动"喊痛"，所以人们总是容易忽略它的健康问题。肝虽然不会"喊痛"，但是肝毒积聚过多后，身体则会不堪重负，严重的话还可能诱发肝癌。

肝毒的四大表现

指甲有竖纹：肝毒堆积过多，指甲上会出现凹凸不平的竖纹，而且指甲干而脆，容易断裂。

脸黄暗沉：肝脏对人体毒素的代谢起着重要作用，如果肝脏损伤，就会造成肝毒堆积，血液中的毒素无法排出，导致脸部发黄、暗沉。

眼底发黄："肝主目"，肝与眼睛息息相关，肝火过盛、肝血不足会导致眼睛发痒、干涩，眼底发黄，视力下降等。

尿黄而浓：肝毒多的人尿液长期呈黄褐色，浓如茶。肝功能受损，会出现尿胆红素阳性，尿液也会发生颜色改变，变成深黄色或棕黄色。

清理肝毒吃什么

肝脏是解毒器官。不均衡的饮食，会增加肝脏负担。日常饮食中，可以多食用胡萝卜、大蒜、葡萄和无花果等帮助肝脏排毒。并且，多吃高膳食纤维的食物减轻肝脏负担。

延伸阅读

养成良好的生活习惯助排肝毒

应戒烟限酒，避免暴饮暴食、过度劳累等不良生活习惯。此外，适量运动、保持充足的睡眠也有助于排解肝毒。

肝气郁结，肝经上就会结出"歪瓜裂枣"

中医认为，长期肝气郁结，是许多疾病的罪魁祸首。肝气犯肺，可能会引起肺结节；肝气郁滞在乳房，常常会导致乳腺增生、乳腺结节；肝气郁滞于子宫，会导致子宫气血不通畅，时日一长就会产生子宫肌瘤；肝气郁结于卵巢，可能会引起卵巢囊肿；肝气上逆冲犯脖颈部位，便有可能引发甲状腺结节。有个形象的比喻，肝气一郁结，肝经上就会结出"歪瓜裂枣"。

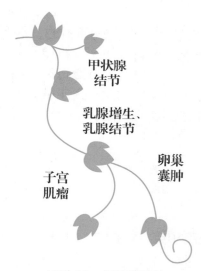

甲状腺
结节

乳腺增生、
乳腺结节

卵巢
囊肿

子宫
肌瘤

不生气、保持好情绪
不给"歪瓜裂枣"提供土壤

延伸阅读

预防结节的实用方法

甲状腺、乳腺、子宫、卵巢是肝经循行的区域，若长期肝气不疏，相应器官就会有所反映。

预防结节的根本，就是要疏通肝气，防止肝郁。常用方法可以归纳为：一颗逍遥丸，理气化瘀，用药时要咨询专业医师；一曲出气歌，生气的时候高歌一曲，抒发心中不快，疏解肝气；一杯开心茶，可以用玫瑰花和百合各3克泡茶，疏肝解郁功效好；两道疏肝菜，一为黄花菜，二为茼蒿，都是理气化瘀的佳品；远离"气、急、累"等不良情绪，保持平和心态。

黄芪党参炖乌鸡，补肝血、增气力

黄芪、党参、枸杞子，养肝活血好搭档

黄芪党参炖乌鸡的主要材料有黄芪、党参、枸杞子、乌鸡等。黄芪和党参是补气药中的佼佼者，能补中益气、补肺虚；枸杞子可以补肝肾、滋肝阴。

乌鸡，可从源头上补肝血

乌鸡是肝肾同补、补血活血的好食材。乌鸡又称"白凤"，同仁堂的补血名方"乌鸡白凤丸"就是用乌鸡作为原料的。不管是肾阴虚还是肝阴虚、肝血虚，都可以用到乌鸡。而且肝属木、肾属水，在五行相生相克关系中，水生木，所以肾为肝之母，肾精是肝血的源头。因此想要补肝血，从它的源头入手就可以。当肾精充足了，肝血的化生之源特别充足，身体自己就能生出更多肝血。

黄芪党参炖乌鸡　养肝活血

材料：乌鸡300克，黄芪10克，党参5克，枸杞子、桂圆肉各适量。

调料：姜片、盐各适量。

做法：

1. 乌鸡洗净，切块，用沸水略焯烫；其他食材洗净。
2. 锅中放入乌鸡块、黄芪、党参、姜片、枸杞子、桂圆肉，再加适量清水，炖2小时，加盐调味即可。

中药小档案

药名：黄芪

性味：性微温，味甘

归经：归脾、肺经

功效：补气升阳、固表止汗、利水退肿

整天困倦懒动，可能是体内湿毒过剩

人体的脾有运化水湿的作用，可以将水湿运化到三焦。正常情况下，食物入胃经过初步消化，然后精微物质被脾带走，上输给肺；肺朝百脉，通过血液将精微物质传至五脏六腑。

如果脾出现了问题，就会脾失健运，使水湿停滞，如果水湿积聚就会形成痰饮。如果这时再贪凉吃一些生冷的食物就会导致寒湿困脾，水湿不能正常被带走，从而引起食欲缺乏、腹胀。

湿气重的表现有哪些

湿邪是"六淫"邪气中最有"重量"者，人体为湿邪所缠，则会感觉头重身困，头像裹着东西似的，正如《黄帝内经》所说的"因于湿，首如裹"。湿邪为病，常常表现为排泄物和分泌物等秽浊不清，这称为"湿性之浊"。比如，若湿邪在头部，则舌苔厚腻黄；若湿邪在皮肤上，则易患湿疹或皮肤易出油；若下焦（肠道和生殖器等）为湿邪所困，则容易出现小便混浊、不爽，大便稀溏，或下利脓血等症状，女性还易出现带下黏稠、腥秽等。

如何预防湿毒困脾

1. 应当低盐饮食。

2. 体质肥胖之人多湿，夏秋之交尤其注意不要淋雨、受湿。

3. 不要贪凉饮冷，避免湿邪外入或内生。

4. 吐泻时期宜暂禁食，吐泻停止后再逐渐恢复饮食，先以流食或半流食为宜。

5. 腹胀者不宜食用煎炸、辛辣、坚硬的食物，以半流质、软食且富有营养的食物为宜。

6. 避免情志抑郁或暴怒，戒烟酒。

红豆、茯苓和薏米，祛除体内湿邪的"三宝"

日常饮食中的很多食材都是补虚祛湿的佳品，善用这些食材就能补养身体，祛除体内的湿气。

健脾祛湿，常吃红豆

红豆性平，味甘、酸，归心、小肠经，有健脾利湿、解毒排脓的功效，主治水肿胀满、脚气浮肿、小便不利等。

渗湿利水，可选茯苓

茯苓性平，味甘、淡，归心、肺、脾、肾经，可利水渗湿、健脾补中、宁心安神。主治小便不利、水肿胀满、痰饮眩悸、脾虚食少便溏、惊悸失眠等，尤其适合体虚瘦弱、气短乏力等患者食疗。

薏米是清热祛湿的佳品

现代药理研究证明，薏米所含的硒元素能抑制癌细胞的增殖，可用于胃癌、宫颈癌的辅助调理。普通人常吃薏米可轻身、减少肿瘤发病概率。

薏米有清热祛湿的功效，天气燥热或胸中烦闷时，煮些红豆薏米汤，能清除燥热，使身体舒畅。

红豆薏米汤　健脾祛湿

材料：红豆、薏米各50克，茯苓10克，芡实5克。

做法：

1. 将所有材料洗净，红豆、薏米、茯苓、芡实分别浸泡4小时。
2. 锅内加适量清水烧开，加入所有材料，大火煮开后转小火。
3. 煮1小时，至所有材料软烂即可。

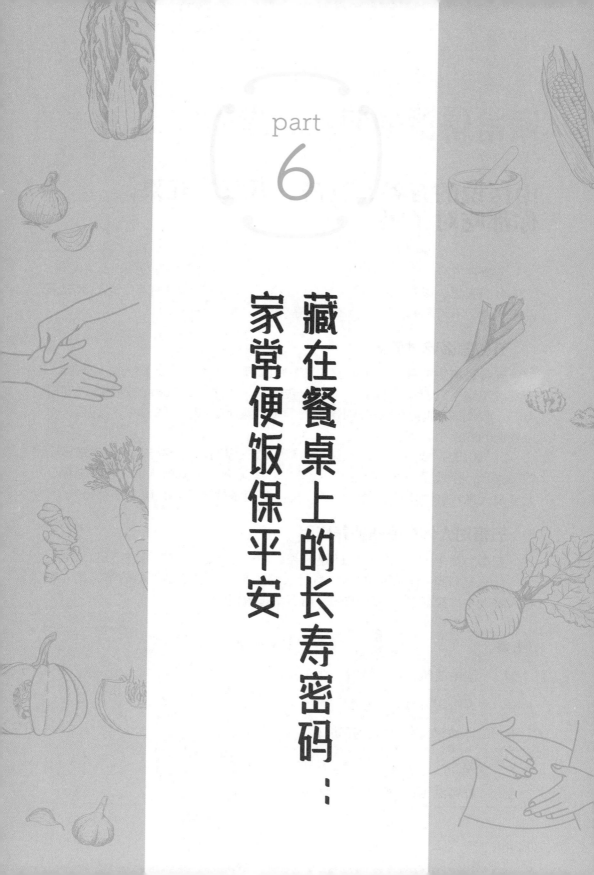

藏在餐桌上的长寿密码：
家常便饭保保平安

家常便饭中的长寿学问

中医说的五谷、五畜、五菜、五果，你都吃对了吗

《黄帝内经·素问》中提出"五谷为养，五果为助，五畜为益，五菜为充，气味合而服之，以补精益气"的饮食调养原则，是结合中国人自身的状况来设计的，切不可本末倒置，也不能避重就轻。

五谷怎么吃才养人

五谷是植物的种子，种子又是植物的精华。现在不少人因为种种原因，少吃或不吃主食，这样其实是不符合我们身体需求的。五谷必须吃，还要重点吃。我们需要吃的种子分别是麦、黍（高粱）、稷（小米）、稻、菽，对应我们的肝、心、脾、肺、肾。

肝气虚时，要多吃麦，尤其是燕麦；心气虚时，要多吃黍，也就是多吃些高粱米；脾气虚，吃东西吸收不了时，要多吃小米；肺气虚时，要多吃稻，尤其是大米补肺气更佳；肾气虚时，要多吃豆子或者豆腐，可以培补肾气。

五畜对人体有哪些补养作用

五畜为益中的"益"，指的是补益、增补，可以理解为补充不足。

什么是五畜？五畜中的第一畜是入肝的鸡，第二畜是入心的羊，第三畜是入脾的牛，第四畜是入肺的驴，第五畜是入肾的猪。

五畜	补养作用
鸡	温中益气，补精填髓，强筋健骨，活血调经
羊	温中暖肾，益气补虚
牛	补脾胃，益气血，强筋骨
驴	益气补血，用于劳损、心烦、忧愁不乐等
猪	补肾滋阴，益气养血，消肿

为什么要吃时令菜

《黄帝内经》中有一句名言叫"司岁备物"，就是说要遵循大自然的阴阳气化采备药物、食物，与节气相顺应的就是与天地阴阳气化相顺应，这样的药物、食物得天地之精气，气味醇厚，营养价值高，所以人们应该吃时令菜。

春天可以吃韭菜、豆芽、莴笋等；夏天可以吃番茄、苦瓜、茄子等；秋天可以吃藕、荸荠、银耳等；冬天可以吃大白菜、土豆、白萝卜等。

水果只是五谷、五畜吃多以后帮助消化的食物

水果多是寒性，且多是生食，吃进去后需要自身的阳气、气血去温热它，才能被消化吸收。即使是温性、热性的水果，也要通过自身阳气才能被脾转化吸收。所以，水果吃得越多，消耗的阳气越多。

而且，水果基本上都有通便的作用。所以水果应该是五谷、五畜吃多了之后，帮助消化的一种东西，为的是不让体内产生壅滞。而许多人大量吃水果，靠水果来通便、排毒，最后却导致脾胃寒凉。

延伸阅读

午饭不能凑合

不少上班族都不太在乎午饭，认为随便凑合一下就行。其实不然，午饭既要吃饱，又要吃好。因为中午阳气盛，生气足，五脏功能处于最佳状态，是消化、吸收营养最好的时候，所以要利用这一时段给人体补充营养，这样可起到事半功倍的效果。

摸清食物的"四性五味"

食物都有其性味，古人总结为"四性五味"。四性，即寒、凉、温、热；五味，即辛、甘、苦、酸、咸。倘若不了解食物的性味，就难以维持人体的阴阳平衡。

食物的四性

中医认为，食物具有寒、凉、温、热四种性质。凡适用于寒性体质或病症的食物，属于温性或热性食物，如用于胃寒腹痛的干姜，用于风寒感冒的生姜、葱白等都属于温热之品。与此相反，凡适用于热性体质或病症的食物，则属于凉性或寒性食物，如用于治咳嗽痰黄的梨，用于热病烦渴的西瓜等。而有些食物性质不温不热，不寒也不凉，作用比较缓和，这类食物属平。

"四性"	常见食物
寒性食物	马齿苋、苦瓜、苦菜、西瓜、柿子、哈密瓜、香蕉、柚子、猕猴桃、桑葚、荸荠、甘蔗等
凉性食物	冬瓜、白萝卜、圆白菜、芹菜、番茄、竹笋、黄瓜、油菜、菠菜、苹果、梨、草莓、橙子等
温性食物	韭菜、茴香、葱、香菜、大蒜、大枣、橘子、荔枝、桂圆、核桃等
热性食物	辣椒、干姜、胡椒、肉桂等

食物的五味

五味指辛、甘、酸、苦、咸。五味中甘味食物有红薯、芋头等，可滋养阳气，但过食则壅塞而气滞；酸味食物如乌梅、柠檬、山楂等，有收敛固涩之利，但过食则痉挛；苦味食物如苦瓜、莲子心等，有健脾燥湿的功效，多食则骨重；辛味食物有姜、辣椒、胡椒等，有散寒行气活血之功，过食则气散上火；咸味食物如海参、海带等，有软坚散结之功，过食则血凝。中医强调五味调和，饮食不宜太淡，更不应过咸，只有做到调味适中，才有利于防病长寿。

所有食物都有营养，
但不是所有食物都适合你吃

现在常常有这样一种饮食误区，许多人听信一些广告上说的"×× 食物有营养，可以多吃"，其实不然。

如何巧妙判断食物的属性

中医是根据动植物生长的环境来判断其属性的。有的食物在阴寒的地方生长，有的食物在向阳的地方生长。在阴寒的地方生长的食物，一般属性偏阴；在向阳的地方生长的食物则属性偏阳。比如菱角在水里生长，偏阴；向日葵向阳而生，偏阳。蘑菇一般在阴冷潮湿的地方生长，所以通常属性是阴寒的，而且带有湿气。

怎样判断某种食物是否适合自己吃

拿蘑菇来说，它的属性是阴寒的。如果有人阴血不足，经常出现虚火、燥热、眼干、口干、鼻干等症状，可以食用蘑菇。

曾经，有人认为蘑菇中含有多种营养物质，鼓励大家多吃，但按照中医原理则不妥。因为蘑菇属性阴寒，多食会损伤体内阳气。

所有食物都有营养，但不是所有食物都适合你吃。我们应该根据自身体质特点，结合食物性味特点，选择真正适合自己的食物。比如绿豆性寒，夏季适量食用绿豆汤可以解暑。但如果一个人本身阳虚体寒，再大量饮用绿豆汤则会因脾胃受寒而引起腹泻。

"皇帝的早餐，大臣的午餐，乞丐的晚餐"

现在已经不是物资匮乏的年代，很多人都能吃饱肚子了，吃不仅是为了温饱，更是为了身体健康。关于日常饮食，古人千百年来总结出很多民间饮食智慧，比如"皇帝的早餐，大臣的午餐，乞丐的晚餐"。

皇帝的早餐　多样化搭配，营养丰富

早餐是全天营养的基础和重要保障。"皇帝的早餐"就是告诉我们早餐要吃得像皇帝一样丰盛，食物要多样化搭配，重量更要重质。

食物既要富含优质蛋白又要有碳水化合物。比较推荐全麦面包、拌时蔬、水果等，再搭配一杯牛奶、一个鸡蛋、少量坚果。这样的搭配种类丰富，又有利于消化。

大臣的午餐　要吃饱

"大臣的午餐"是指午餐一定要吃饱，午餐起着承上启下的作用，如果午餐不吃饱，则有可能影响下午的工作、学习。这里的"吃饱"并不是"吃撑"，而是吃七成饱即可。吃得太饱不利于肠胃的消化吸收，也不利于大脑供血供氧。

健康的午餐应以五谷为主，配合大量蔬菜，适量畜禽蛋鱼类。这样的搭配能够供给下午的能量消耗，同时也不会给肠胃增加太大负担。

乞丐的晚餐　要少吃

"乞丐的晚餐"说的是晚饭要少吃。夜晚是休息的时候，身体的各器官开始进入排毒解毒的阶段，如果吃太多，身体不得不超负荷工作，容易得各种慢性病。

晚餐提倡以易消化吸收的食物为主，如蔬果、粥等。一般吃六七成饱就可以，不要吃太多油腻、高热量的食物。

"发物"是什么，能不能吃

中医所谓的"发"，可以理解为诱发、引发、助发。原本有慢性病的人，体内存有"伏邪"，如果吃了"发物"，就可能诱发或加重疾病。如果体内没有"伏邪"，身体健康，根据自己的体质适量吃些"发物"则是无害的。

发热之物

如葱、姜、韭菜、胡椒、羊肉等温热、辛辣易助热上火的食物。这类食物不适合热性体质、阴虚火旺者，发热口渴、大便秘结者不宜食用；但对于寒性体质（即阳虚体质）者来说，吃这些食物可驱寒益阳，有助于驱除体内寒气。

发风之物

如水产海鲜、鹅等。患有荨麻疹、湿疹、中风（脑卒中）等疾病，或患有过敏性疾病者慎食。另外，水产海鲜对于痛风患者来说容易诱发疾病，应慎食。

发湿热之物

指影响脾的运化，助湿化热的食物，如糯米、猪肉等。对于脾胃虚弱、痰湿体质等人群，湿热之物不宜多吃。有湿热，患黄疸、痢疾等疾病者应忌食。

发冷积之物

如西瓜、柿子、雪糕、苦瓜等。这些食物具有寒凉的特性，容易损伤人体阳气，使脾胃、心肺、肝肾等脏腑阴寒加重，从而导致腹泻、冷痛、咳嗽等症。一般脾胃虚寒、寒证体质等人群不宜多吃。但是对于实热体质的人群，冷积之物有较好的降火作用，但也不宜多吃，以免过度伤阳。

12 种家常食材，好好利用助长寿

玉米
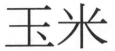

健脑防癌
延缓衰老

[**性味**] 性平，味甘
[**归经**] 归脾、胃经
[**烹调方式**] 蒸煮、煮粥
[**养生功效**] 健脑抗衰，利尿清火

玉米富含 B 族维生素，有增强食欲、健脾胃的作用；玉米油中的不饱和脂肪酸有降胆固醇的作用。玉米富含维生素 E，有助于延缓老化，降低血清胆固醇和防止脑功能衰退，减轻动脉粥样硬化。玉米中还含有一种抗癌因子——谷胱甘肽，这种物质能使致癌物质通过消化道排出体外。

哪些人适合吃玉米

宜食人群：一般人都可食用。更适宜冠心病、动脉粥样硬化、血脂异常、高血压、便秘患者食用。

慎食人群：遗尿者慎食。

养生吃法

1. 吃玉米时，应把玉米粒的胚芽全部吃进去，因为玉米的许多营养都集中在那里。

2. 蒸、煮玉米虽然也会损失部分维生素 C，但相较其他烹饪方式，能保存更多的营养成分。

营养搭配

玉米 + 青豆 > 健脾利尿，健脑抗衰
玉米 + 鸭肉 > 利尿消肿，养胃生津

精选食谱

蒸玉米棒
养护肠胃，促进消化

材料：鲜玉米 200 克。
做法：
1. 玉米棒去皮和须，洗净。
2. 蒸锅置火上，倒入适量清水，玉米棒放入蒸屉蒸制，待锅中水开后再蒸 30 分钟即可。

———— ▶ 杨教授精选小偏方 ◀ ————

玉米须茶
将 10 克玉米须洗净，煮茶饮用，有控血压、控血糖的作用。

黄豆

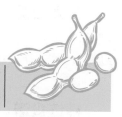

调血脂
补充蛋白质

[**性味**] 性平，味甘
[**归经**] 归脾、大肠经
[**烹调方式**] 煮粥、打浆
[**养生功效**] 健脾利湿，清热解毒

中医认为，常吃黄豆可调理脾胃气虚引起的气血不足、消瘦等。营养学认为，黄豆富含大豆卵磷脂，是大脑的重要组成成分之一，所以多吃黄豆有助于预防阿尔茨海默病。而且，大豆中的植物固醇有降低血液胆固醇的作用，有降脂效果。

哪些人适合吃黄豆

宜食人群：一般人都可食用。更适宜血脂异常、动脉粥样硬化、高血压、冠心病、骨质疏松患者食用。

慎食人群：食积腹胀、肾衰竭患者慎食。

如何选购优质黄豆

宜选购颜色亮黄、颗粒饱满、整齐均匀、无破瓣、有自然豆香味的黄豆。

养生吃法

1. 整粒的黄豆不利于消化和吸收，一次不宜食用过多。

2. 晚上吃太多黄豆容易因胀气而影响睡眠，所以晚上最好别多吃。

营养搭配

黄豆 + 小米 › 保护心脏，调节血脂
黄豆 + 排骨 › 补钙，强壮骨骼

精选食谱

小米黄豆粥

保护心脏，防止血管硬化

材料：小米 100 克，黄豆 50 克。

做法：

1. 小米淘洗干净；黄豆淘洗干净，用水浸泡 4 小时。

2. 锅置火上，倒入适量清水烧沸，放入黄豆用大火煮沸后，改用小火煮至黄豆即将酥烂，再下入小米，用小火慢慢熬煮，至粥稠即可。

——◆ 杨教授精选小偏方 ◆——

香菜黄豆汤

香菜（又名芫荽）30 克、黄豆 10 克洗净。将黄豆放入锅内，加适量水，煮 15 分钟后，加入香菜同煮 15 分钟。去渣喝汤，每天 1 剂，可改善风寒感冒引起的咳白痰。

红薯

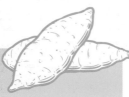

**通便排毒
减肥瘦身**

[**性味**] 性平，味甘
[**归经**] 归脾、胃、大肠经
[**烹调方式**] 蒸、烤、煮粥
[**养生功效**] 补中和血，健脾益胃，宽肠通便

中医认为，红薯有健脾胃、补虚益气、润肠通便等功效。现代医学认为，红薯所含的膳食纤维有利于肠胃健康，能增强肠道蠕动、通便排毒，尤其对老年性便秘有较好效果。

哪些人适合吃红薯

宜食人群：一般人都可食用。更适宜脾胃亏虚、习惯性便秘、月经不调、动脉粥样硬化、结肠癌、冠心病患者食用。

慎食人群：胃反酸、胃灼热者不宜食用。

养生吃法

吃红薯一定要蒸熟煮透，因为红薯中的淀粉颗粒不经高温破坏，难以消化，还会出现腹胀、胃灼热、打嗝、反酸等不适，所以吃红薯时一定要蒸熟煮透。

营养搭配

红薯 + 大米 › 补益脾胃
红薯 + 番茄 › 保持心血管通畅

精选食谱

炖番茄红薯

控血压，护心脏

材料：红薯、梨、番茄各 100 克，杨梅 50 克。

做法：

1. 红薯洗净，去皮切块；梨洗净，去皮除核，切块；番茄洗净切块；杨梅洗净。
2. 锅置火上，加适量清水，放入红薯块煮 15 分钟，加入梨块煮 5 分钟，再加入番茄块煮 5 分钟，最后加入杨梅转小火，煮 5 分钟关火即可。

─── • 杨教授精选小偏方 • ───

红薯汤

取红薯 400 克、生姜 2 片、红糖适量。将红薯洗净、去皮切块，放入锅中，加适量清水，煮至水开后煮 15 分钟，加入生姜、红糖，再煮 8 分钟，吃红薯喝汤，每日 1 次，可改善便秘。

栗子

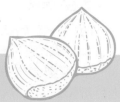

强筋健骨
补脾健胃

[性味] 性温，味甘、平
[归经] 归脾、胃、肾经
[烹调方式] 炒食、煮粥
[养生功效] 益胃健脾，补肾强筋，活血止血

中医认为，栗子有补脾健胃、补肾强筋、活血补血的功效，尤其适用于肾虚患者，对于腰膝酸软、食欲缺乏、小便频多、慢性腹泻、早衰等症，有良好效果。医家陶弘景称栗子"主益气，厚肠胃，补肾气"。

哪些人适合吃栗子

宜食人群：肾亏引起的尿频、肾虚、骨质疏松者适宜食用。

慎食人群：便秘者慎食。

如何选购优质栗子

先看外皮，凡是颜色鲜明，带有自然光泽的品质较好；其次用手捏，捏上去感觉坚实、果肉饱满者质优，如果果壳较空，表示果肉干瘪；再用手掰开看一下，外壳光亮不粘手，果肉不粘壳的是优质栗子。

养生吃法

由于栗子生吃难消化，熟食又容易滞气，所以一次不宜多吃。

营养搭配

栗子 + 大米 ＞ 补肾，强筋骨
栗子 + 大枣 ＞ 脾肾双补

精选食谱

栗子粥
补肾暖体

材料：栗子 100 克，大米 120 克，冰糖适量。

做法：
1. 将栗子洗净、切口，放入开水中煮 2~3 分钟，剥去壳、膜，备用。
2. 锅里加水，放入大米，大火煮沸后改小火，加入栗子，至粥稠。再加入冰糖，待冰糖化开即可。

───── • 杨教授精选小偏方 • ─────

五仁茶
花生仁、核桃仁、松子仁、栗子仁、薏米（薏苡仁）各 5 克，将备好的材料磨成粉，取适量用开水冲泡，代茶饮用。可润肠通便。

西蓝花

养护血管
防癌抗衰

[性味] 性凉，味甘
[归经] 归肾、脾、胃经
[烹调方式] 炒食、凉拌
[养生功效] 保护血管，调控血压

西蓝花中维生素 C 和叶绿素的含量都很高，具有抗氧化作用，可清除自由基，保护血管，有助于调控血压。西蓝花的抗癌作用主要归功于其含有的硫代葡萄糖苷，长期食用可降低乳腺癌、结直肠癌及胃癌等的发病率。

哪些人适合吃西蓝花

宜食人群：脾胃虚弱者；消化功能不良者。

慎食人群：对西蓝花过敏者慎食。

如果选购优质西蓝花

一看重量。用手掂量一下，如果比较重，说明西蓝花较新鲜。

二看切口。切口颜色嫩绿湿润的是优质西蓝花。

养生吃法

西蓝花煮后颜色会变得更加鲜艳，但在焯烫西蓝花时，时间不宜太长，否则会失去脆感，营养也会大打折扣。

营养搭配

西蓝花 + 菜花 > 降低胆固醇
西蓝花 + 虾仁 > 补钙，保护血管

精选食谱

双色菜花
养护血管

材料：西蓝花、菜花各 200 克。
调料：蒜片、盐各适量。
做法：
1. 西蓝花和菜花洗净，掰成小朵，放入开水锅中焯水，捞出过凉备用。
2. 锅中放油烧热，加蒜片爆香，放入焯好的西蓝花和菜花，加盐，翻炒均匀即可。

· 杨教授精选小偏方 ·

西蓝花芹菜汁
取西蓝花和芹菜各 100 克，清洗干净后，放入榨汁机中搅打成汁后饮用，有护血管、控血压的作用。

番茄

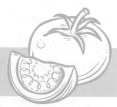

降脂降压
美容护肤

[**性味**] 性微寒，味甘、酸
[**归经**] 归肝、脾、胃经
[**烹调方式**] 凉拌、炒食、煮汤
[**养生功效**] 养阴凉血，清热生津

番茄中的钾能排钠，有利尿、降血压的作用。番茄所含的芦丁和番茄红素，有利于调节血脂、保护血管。番茄中的维生素 C、番茄红素有抗氧化、抗衰老的作用，常吃番茄可以美容护肤。

哪些人适合吃番茄

宜食人群：肥胖症、高胆固醇血症、前列腺癌患者。

慎食人群：脾胃虚寒者。

如何选购优质番茄

自然成熟的番茄外观圆滑，捏起来很软，蒂周围有些绿色，子粒为土黄色，肉红、沙瓤、多汁；催熟的番茄通体全红，手感很硬，外观呈多面体，子粒呈绿色或未长子，瓤内汁少。

养生吃法

在食用番茄时，可以根据番茄品种选择烹调方法。红色番茄，脐小肉厚，味道酸甜，汁多爽口，宜生食、炒熟，也可以榨汁；黄色番茄，果肉厚，肉质面沙，生食味淡，宜熟食。

营养搭配

番茄 + 鸡蛋 › 控血压，抗衰
番茄 + 虾仁 › 养护血管

精选食谱

番茄鸡蛋汤

控血压，调节血脂

材料：番茄 150 克，鸡蛋 1 个。
调料：盐、香油、香菜段各适量。
做法：
1. 鸡蛋磕入碗中，打散成蛋液；番茄洗净，去蒂，切小块。
2. 锅置火上，加入清水大火煮沸，放入番茄块略煮，淋入蛋液搅匀，下入香菜段，淋香油，加盐调味即可。

——— • **杨教授精选小偏方** • ———

番茄猪肝汤

番茄 100 克、猪肝 50 克煮汤食用，可用于肝血虚亏引起的视物模糊。

香蕉

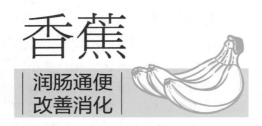

润肠通便
改善消化

[性味] 性寒，味甘
[归经] 归肺、大肠经
[烹调方式] 熬粥、凉拌、榨汁
[养生功效] 清热解毒，生津止渴，养阴润肺，润肠通便

香蕉富含可溶性膳食纤维，膳食纤维吸水膨胀后会使粪便体积增大，加速肠道蠕动以排便。

哪些人适合吃香蕉

宜食人群：脾虚便秘、上消化道溃疡、痔疮、咽干喉痛、高血压、冠心病及动脉粥样硬化患者。

慎食人群：香蕉钾含量高，患有急慢性肾炎、肾功能不全者不宜多吃；糖尿病患者慎食。

如何选购优质香蕉

购买时选择皮色鲜黄光亮，两端略带青色的为成熟度适中的香蕉。

养生吃法

香蕉除了含钾量高外，碳水化合物的含量在水果中也属于较高的。所以香蕉比较适合在正餐中代替一部分主食或作为加餐食用。

营养搭配

香蕉 + 苹果 > 促进消化，改善睡眠
香蕉 + 大米 > 清热，通便

精选食谱

香蕉粥
润肠通便

材料：香蕉1根，大米60克，冰糖2克。
做法：
1. 香蕉去皮，切小块；大米洗净。
2. 锅置火上，加入适量清水煮沸，放入大米煮粥，待米熟时加入香蕉块、冰糖，转小火熬至冰糖化开即可。

——— • 杨教授精选小偏方 • ———

冰糖炖香蕉
香蕉1根去皮，加适量冰糖，隔水炖熟。用于虚证便秘，也用于肺燥咳及咳嗽日久者。

苹果

促进排毒
养护肠胃

[**性味**] 性凉，味甘、微酸
[**归经**] 归脾、胃、肺经
[**烹调方式**] 煮汤、榨汁
[**养生功效**] 生津止渴，清热除烦，润肺止咳，益脾止泻

苹果中的膳食纤维能促进肠道蠕动，具有双向调节作用，当大便干结时，吃苹果可软化大便、缓解便秘。大便泄泻时，苹果中的果胶可吸收粪便中的水分，起到止泻作用。

哪些人适合吃苹果

宜食人群：一般人群均可食用。
慎食人群：溃疡性结肠炎患者及胃寒证患者慎食苹果。

如何选购优质苹果

苹果应选择外表坚实、色泽鲜明、表皮没有脱水起皱的。

养生吃法

苹果生吃可预防便秘，熟吃可以止泻，可以蒸、煮、炖、煲汤。

营养搭配

苹果 + 羊肉 ＞ 和胃止泻
苹果 + 银耳 ＞ 润肺止咳

精选食谱

羊肉苹果汤
促进肠胃运化

材料：羊肉 120 克，苹果 100 克，豌豆 20 克。

调料：盐、姜片各适量。

做法：

1. 羊肉洗净，切块；苹果洗净，去皮、去核，切块。
2. 将羊肉块、豌豆、姜片放入锅内，加适量水大火煮沸，再放入苹果块，小火炖煮至熟，加盐调味即可。

———— • 杨教授精选小偏方 • ————

苹果山楂泥

苹果洗净后，去皮和核，取 200 克捣成泥状，用 10 克山楂粉调匀后，分 2 次服用，可改善腹泻。

牛奶

强健骨骼
补充蛋白质

[性味] 性平，味甘

[归经] 归心、肺、胃经

[烹调方式] 煮粥、打汁

[养生功效] 强健骨骼，补充优质蛋白

　　牛奶含有丰富的钙，每天摄入足够的奶及奶制品，对于预防骨质疏松具有重要作用。

哪些人适合喝牛奶

　　宜食人群：高血压、骨质疏松患者。

　　慎食人群：乳糖不耐受者；脾胃寒凉者。

养生吃法

　　喝凉牛奶会刺激肠道，可能引起轻度腹泻，可加热后再饮用。

营养搭配

牛奶 + 蜂蜜 > 调节免疫力

牛奶 + 油菜 > 营养互补

精选食谱

牛汁炖菜

消食健胃，生津止渴

材料：西蓝花 200 克，牛奶 300 克，
　　　蘑菇 50 克。

调料：盐、淀粉各适量。

做法：

1. 西蓝花洗净，掰成小朵，放入沸水中焯一下捞出；蘑菇洗净去蒂，切片。

2. 加适量水烧开后，下蘑菇、菜花，加入牛奶，转小火炖片刻，加盐调味，加淀粉勾芡即可。

—— 杨教授精选小偏方 ——

牛奶大枣粥

牛奶 500 克，大枣 25 克，大米 100 克，一起煮粥食用。可补气血、健脾胃，适用于过劳体虚、血气不足等症状。

　延伸阅读

乳糖不耐受的人，如何喝奶

　　酸奶由牛奶发酵而来，牛奶中的大部分乳糖在发酵过程中被水解，因此相对牛奶来说，酸奶更适合乳糖不耐受的人。

鸡蛋

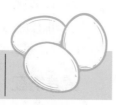

益智健脑
改善记忆力

[性味] 性平，味甘
[归经] 归肺、脾、胃经
[烹调方式] 蒸、炒食、煮汤
[养生功效] 益精补气，滋阴养血

鸡蛋富含蛋白质、B族维生素、卵磷脂，有助于调节代谢，改善血液循环和血压状态。鸡蛋对促进生长发育和维持神经系统功能具有重要意义。鸡蛋中大部分矿物质、维生素、卵磷脂集中在蛋黄，所以吃鸡蛋不要舍弃蛋黄。

哪些人适合吃鸡蛋

宜食人群：病后虚弱者；营养不良者。

慎食人群：肾脏病患者。

如何选购优质鸡蛋

看外观：新鲜鸡蛋的蛋壳比较粗糙，无光泽，壳上附带一层霜状粉末，陈蛋蛋壳则十分光滑。

摇晃一下：把鸡蛋拿起轻轻摇晃，新鲜鸡蛋无晃动感，劣质鸡蛋有晃荡声。

养生吃法

鸡蛋最好选择煮食、蒸食、做汤等健康烹饪方式，慎用煎、油炸等方式。鸡蛋吸油率高达43%，比茄子还吸油。

营养搭配

鸡蛋 + 香椿 > 益肾开胃
鸡蛋 + 虾仁 > 保护心血管

精选食谱

鲜虾蒸蛋

健脑，补充优质蛋白

材料：鸡蛋1个，鲜虾2只。

调料：香油、盐、香葱末各适量。

做法：

1. 鲜虾处理干净，取虾仁；鸡蛋打散，加盐、温水，搅拌均匀。
2. 在容器内壁上均匀地抹上一层香油，把蛋液倒进容器里，放入锅中隔水蒸至七八成熟时，加入虾仁一起蒸熟，撒上香葱末，淋上香油即可。

——— • 杨教授精选小偏方 • ———

蒸糖蛋

鸡蛋1个打散，加1勺白糖，上锅蒸熟即可。可养阴清热、润燥止咳，对风热感冒引起的干咳少痰效果好。

牛肉

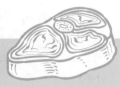

强健骨骼
补养脾胃

[性味] 性平，味甘
[归经] 归脾、胃经
[烹调方式] 炖煮、炒食
[养生功效] 补脾胃，强筋骨

中医学认为，吃牛肉可以补脾胃，益气血，强筋骨。营养学认为，牛肉是高蛋白食物，富含氨基酸、B族维生素及钙、铁、钾等，有补血、调节人体免疫力的作用。

哪些人适合吃牛肉

宜食人群：一般人都可食用。更适宜中气不足、气血两亏、面色苍白、气短乏力、腰膝酸软者食用。

慎食人群：肾炎患者不可多食，以免加重肾脏负担。

如何选购优质牛肉

牛肉的颜色一般呈棕红色或暗红色，脂肪为白色或淡黄色，肌肉纤维较粗，肌肉间无脂肪夹杂。

养生吃法

牛肉肌纤维较粗，不易炖烂，加少量山楂，可加速炖熟。

营养搭配

牛肉 + 山药 ＞ 健脾益气，调节免疫力
牛肉 + 大麦 ＞ 健脾胃，减轻疲劳

精选食谱

大麦牛肉粥

健脾胃，强筋骨

材料：大麦75克，牛肉50克，胡萝卜25克。

调料：姜末、盐各适量。

做法：

1. 大麦洗净，用水浸泡1小时；牛肉洗净，切末；胡萝卜洗净，去皮，切丁。

2. 锅置火上，倒入适量清水烧沸，放入大麦煮沸，转小火熬煮，粥将熟时加胡萝卜丁，熬煮5分钟后再加入牛肉末、姜末，煮至粥稠时加盐调味即可。

——— • 杨教授精选小偏方 • ———

蚕豆煮牛肉

牛肉150克洗净、切片，蚕豆100克洗净，二者放入锅中加水煮至烂熟，然后加盐调味，每日佐餐食用。可改善营养不良引起的水肿。

鲈鱼

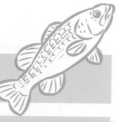

| 保护心脏 |
| 健脾补气 |

[性味] 性平，味甘
[归经] 归脾、胃、肝、肾经
[烹调方式] 清蒸、炖煮
[养生功效] 益脾胃，补肝肾

中医学认为，鲈鱼具有益脾胃、补肝肾、止咳痰的作用，对肝肾不足、脾胃虚弱有很好的补益作用。营养学认为，鲈鱼含有丰富的 $\omega-3$ 脂肪酸，可以帮助降低心血管疾病的风险，保护心脏健康。

哪些人适合吃鲈鱼

宜食人群：老年人、发育期的青少年儿童、脾胃功能较差的人。

慎食人群：痛风、皮肤病患者。

如何选购新鲜鲈鱼

应挑选鳃呈鲜红色，鱼鳞无脱落，鱼体富有弹性，鱼眼清澈透明的鲈鱼。

养生吃法

鲈鱼加白萝卜熬汤，能够强健脾胃，止咳化痰。

营养搭配

鲈鱼 + 香菇 > 肺肾同补
鲈鱼 + 山药 > 润肺止咳

精选食谱

鲈鱼炖山药
养护心血管

材料：鲈鱼 1 条，山药 100 克，枸杞子 10 克。

调料：盐适量。

做法：

1. 山药洗净，去皮，切块；枸杞子洗净；鲈鱼治净，鱼头、鱼骨、鱼肉分离，鱼肉切片。
2. 锅内放油烧热，入鱼头、鱼骨翻炒，倒入开水，入山药块、鱼片，大火烧开炖至汤呈奶白色，放入枸杞子，加盐调味即可。

────── **杨教授精选小偏方** ──────

鲈鱼五味子汤
鲈鱼 1 条，五味子 10 克，水煎煮。
主治脾虚乏力、失眠健忘。

古方今用——
老祖宗传给我们的长寿药膳方

当归生姜羊肉汤：驱寒暖阳的滋补佳品

张仲景的经典名著《金匮要略》中，有一款温补药膳——当归生姜羊肉汤，适合四肢冰凉、怕冷、小肚子经常寒痛、受凉腹泻等阳虚症状的人食用。

《金匮要略》原方

寒疝，腹中痛及胁痛里急者，当归生姜羊肉汤主之。

当归生姜羊肉汤

当归三两，生姜五两，羊肉一斤。上三味，以水八升，煮取三升，温服七合，日三服。

古方今用

当归生姜羊肉汤

祛寒暖宫，改善四肢冰凉

材料：羊瘦肉 250 克，当归 10 克，生姜片 20 克。

调料：盐适量。

做法：

1. 羊瘦肉洗净，切块，放入沸水中焯烫去血水；当归洗净。

2. 锅置火上，倒油烧至七成热，炒香姜片，放入羊肉块、当归翻炒均匀，倒入适量清水，大火烧开后转小火煮至羊肉烂熟，加盐调味即可。

功效解读

该方中，当归是中医常用的补血药，有活血养血、补血的功效；生姜可以温中散寒，发汗解表；羊肉能温中补虚，补血助阳。三者合用，具有温中补血、除寒止痛的作用。

宜忌人群

1. 适用于长期工作劳累、精神紧张或长期处于阴冷潮湿之地，导致疲倦乏力、恶风怕冷、头晕失眠、容易感冒、面色苍白者。

2. 患有皮肤病、过敏性哮喘的人要谨慎食用此汤；风热感冒，发热咽喉疼痛者，不宜服用此汤。

中药小档案

药名：当归

性味：性温，味甘、辛

归经：归心、肝、脾经

功效：补血活血、调经止痛

蜜蒸百合：滋补肺阴，止咳

《太平圣惠方》中有一款调理肺阴燥咳的方子——蜜蒸百合。该方有益气、润燥、止咳、平喘的作用。

古方今用

蜜蒸百合

滋阴润燥，止咳

材料：鲜百合 100 克，蜂蜜 30 克。

做法：

1. 百合洗净切碎，加入蜂蜜搅拌均匀。
2. 将混合后的百合蜂蜜放入容器中，隔水蒸熟即可。

用法：随时含服，慢慢吞咽。

功效解读

本方所治之证为肺阴不足所致，主要症状表现为：干咳或燥咳、咳而无痰或少痰、胸中烦闷、咽干、唇干、大便干结、舌尖红、苔少、脉细数等。调理宜滋阴润燥、补肺阴。方中百合可养阴润肺、清心安神。方中蜂蜜性平，味甘，归肺、脾、大肠经，可补中、润燥。二者搭配，润肺止咳功效更好。

忌用人群

1. 由于本方性寒，凡是风寒咳嗽、体质虚寒者不宜食用。

2. 未满 1 岁的婴儿不宜食用。

3. 湿阻中焦的脘腹胀满、苔厚腻者不宜食用。

4. 糖尿病患者不宜食用。

5. 便溏或泄泻者不宜食用。

中药小档案

药名：百合

性味：性寒，味甘

归经：归心、肺经

功效：养阴润肺、清心安神

人参汤：顺气开胃，生津止渴

《饮膳正要》中有一款顺气、止渴生津的方子——人参汤，该方有让人心情畅快、行气化瘀的作用。

《饮膳正要》原方

新罗参（四两，去芦，锉），橘皮（一两，去白），紫苏叶（二两），沙糖（一斤）。
上件，用水二斗，熬至一斗，去滓，澄清，任意饮之。

古方今用

人参汤

行气活血，调补阴阳

材料：人参 10 克，陈皮 3 克，紫苏叶 5 克，红糖 20 克。

做法：
1. 人参、陈皮、紫苏叶洗净。
2. 锅内加水，放入全部材料。
3. 大火煮至滚开后，小火煮约 2 小时即可。

用法：饮服，每周 2~3 次。

功效解读

陈皮和紫苏叶都为辛温，而且都入肺经，陈皮理气和中，紫苏行气和胃。人参作为君药，主要作用是补气生津，给行气活血提供基础。同时，人参养阴，可以止渴生津。红糖可以调补阳气，御寒保暖。如果经常出现手脚冰凉、肠胃不适、怕冷、关节疼痛等情况，可服用这款人参汤。

忌用人群

1. 感冒发热时不宜服用。
2. 气喘、喉咙干燥不宜服用。
3. 湿热所引起的浮肿忌服。
4. 失眠多梦及心情烦躁患者不建议服用。

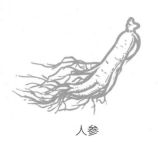

人参

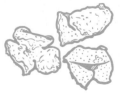

陈皮

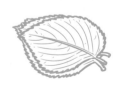

紫苏叶

扁鹊三豆饮：清热解毒，防暑

根据《本草纲目》记载，扁鹊三豆饮由绿豆、红豆、黑豆、甘草组成，可以清热解毒、活血祛风。

《本草纲目》原方

扁鹊三豆饮，治天行痘疮。预服此饮，疏解热毒，纵出亦少：用绿豆、赤小豆、黑大豆各一升，甘草节二两，以水八升，煮极熟。任意食豆饮汁，七日乃止。

古方今用

扁鹊三豆饮

清热解毒，生津止渴

材料：红豆（赤小豆）、绿豆、黑豆各 20 克，冰糖适量。

做法：

1. 将三种豆洗净，用水浸泡 30~60 分钟。
2. 将三种豆及泡豆的水放入砂锅，加适量水，大火烧开后转小火煮至豆烂，加冰糖煮到化开即可。

用法：连豆带汤服用。

功效解读

红豆养肝血、去心火、健脾除湿；绿豆清心火，善于解湿热之毒。身体湿热造成的腹泻、尿黄，尤其是夏天，都可以用绿豆。黑豆色黑入肾，长得样子也像肾，所以又被称为肾豆、肾之谷。所以，黑豆有补益肾精的作用。肾虚腰痛、风湿腰痛者都可以用黑豆煮水喝。黑豆最善于调理虚火，比如熬夜长了痤疮，多为虚火所致，吃黑豆就有效。

宜忌人群

1. 正常人群可一周喝 2~3 次扁鹊三豆饮。

2. 扁鹊三豆饮的属性寒凉，过量或长期摄入可能导致腹泻、腹痛等症状。

3. 脾胃虚寒、消化性溃疡、易过敏者、婴幼儿、孕妇、老年人等不建议饮用。

八珍糕：调补脾胃气血

八珍糕首见于明代医书《外科正宗》之"八仙糕"。据说长寿皇帝乾隆特别喜欢吃一种糕点，名为八珍糕。据清宫医案记载，乾隆从50岁左右开始食用八珍糕，直至终老，以此来补气健脾，足见其对八珍糕的重视和钟爱。

《外科正宗》原方

治痈疽脾胃虚弱，精神短少，饮食无味，食不作饥，及平常无病、久病但脾虚食少、呕泄者并炒。人参、山药、茯苓、芡实、莲肉各六两，糯米三升，粳米七升，白糖霜二斤半，白蜜一斤。

古方今用

八珍糕

调理脾胃，改善血虚

材料：人参5克，茯苓、白术、白扁豆、山药、莲子、芡实、薏米各40克，大米粉、糯米粉各100克，白糖适量。

做法：将人参、茯苓、白术、白扁豆、山药、莲子、芡实、薏米8种原料碾碎，与大米粉、糯米粉、白糖搅拌均匀，蒸成糕饼即可。

功效解读

八珍糕根据"八仙糕"配方加减运用，八珍糕因含有山药、茯苓、白扁豆、莲子等八味药材而得名，这些药材都有补益脾胃的作用，非常适合于饮食不规律、脾胃虚弱、气血不足的人食用。其中，人参健脾益气，茯苓健脾利湿，白术补气健脾，白扁豆健脾化湿，山药补脾益肺，莲子补脾益肾，芡实健脾止泻，薏米健脾除湿。

忌用人群

1. 孕妇不宜食用。

2. 糖尿病患者不宜食用。

3. 阴虚火旺者不宜食用。

4. 对其中食材过敏者不宜食用。

5. 有外感病时停食，疗愈之后可以继续食用。

猪肚粥：强健脾胃，助消化

猪肚粥出自清代医家曹庭栋的名著《老老恒言》，猪肚即猪胃，有补虚损、健脾胃的功效，适用于气血虚损、身体瘦弱者食用。

《老老恒言》原方

治消渴饮水，用雄猪肚，煮取浓汁，加豉作粥。按兼补虚损、止暴痢，消积聚。

古方今用

猪肚粥

健脾益气

材料：熟猪肚、大米各 100 克。

调料：葱花、姜末、盐各适量。

做法：

1. 熟猪肚切丝；大米洗净，浸泡 30 分钟。
2. 锅内加适量水，烧开后，将大米和猪肚一同放进锅中，煮至粥熟后，放入葱花、姜末、盐，再煮一二沸即可。

用法：每周吃 4~5 次。

功效解读

中医认为，猪肚性微温，味甘，归脾、胃经，有补虚损、健脾胃、消食积之功。食用动物内脏可以"以脏补脏，以形治形"。同大米煮粥服用，可增强猪肚补益之力，对脾胃亏虚、中气下陷所致的胃下垂等疗效甚佳。平时脾胃虚弱者，经常吃点猪肚粥，也有益处。

忌用人群

有湿热痰滞内蕴、感冒者不宜食用。

延伸阅读

《老老恒言》

《老老恒言》为清代著名养生学家、文学家曹庭栋所著，是汇集清代以前各家养生思想，并结合作者自身的体会，总结而成的养生学专著。书中始终贯穿"道贵自然"的思想，主张养生应顺应自然、天人合一。

羊肝粥：补肝明目

羊肝性凉，味甘、苦，归肝经，《多能鄙事》中记载了羊肝的食疗方。

《多能鄙事》原方

治目不能远视。羊肝碎切，加韭子炒研，煎汁下米煮。按：兼治肝风虚热目赤，及病后失明。

古方今用

羊肝粥
养血明目

材料：羊肝、大米各 100 克。

调料：葱花、姜末、花椒粉、盐各适量。

做法：

1. 羊肝洗净，切片；大米洗净，浸泡30 分钟。
2. 锅中加水烧开，放大米煮软，再放入羊肝片煮 5 分钟。
3. 待熟时加葱花、姜末、花椒粉、盐，再煮一二沸即可。

功效解读

羊肝有益血、补肝、明目的功效。可用于调理肝血不足导致的夜盲、视物昏花等。

忌用人群

血脂异常、尿酸高者慎用。

延伸阅读

中医的"以脏补脏"理论

中医的"以脏补脏"是指用动物的脏器来补人体相应的脏腑器官，或调理人体相应脏腑器官的病变，又称以形治形、以形补形等。如用猪心来养心安神；用猪肝、羊肝来补肝明目；用猪肾来补肾益肾等。

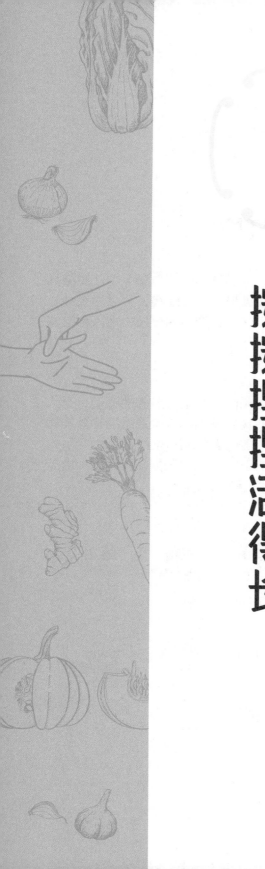

人体自带『长寿药』，
按按捏捏活得长

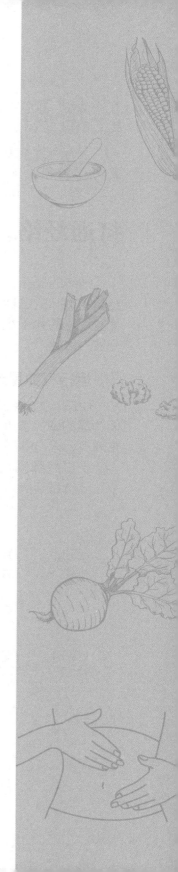

经络和穴位：
人体自带的"长寿药"

打通经络，小病小痛不打搅

经络的概念，最早出现于中国第一部医学巨著《黄帝内经》中。经络是经脉和络脉的总称，古人发现人体上有一些纵贯全身的路线，称之为经脉；又发现这些大干线上有一些分枝，在分枝上又有更细小的分枝，古人称这些分枝为络脉。

运行气血是经络的主要作用

中医认为，经络是运行气血、联系脏腑和体表及全身各部的通道，是人体功能的调控系统。气血是人体生命活动的物质基础，必须通过经络才能输布周身，以温养濡润各脏腑、组织和器官，维持身体的正常生理功能。

十二经脉则是经络的主干，它们"内属于脏腑，外络于肢节"。由于十二经脉是经络系统的主体，所以称其为"正经"。

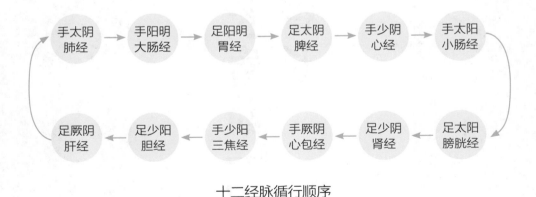

十二经脉循行顺序

按这些穴位就能补气、养血、强身

经络就像一条条铁路线，内连五脏六腑，外连四肢百骸，穴位是这些铁路线上的一个个车站，它们的主要作用是为列车加油，增加动力。而气血则是列车上装载的货物。在人体的诸多穴位中，有许多补气养血的穴位。

补气穴位	气海穴	中脘穴	膻中穴	涌泉穴	百会穴
补血穴位	血海穴	天枢穴	三阴交穴	下关穴	隐白穴
兼具补血、补气穴位	关元穴、足三里穴				

平时在这些穴位上揉揉按按，或有针对性地做艾灸、刮痧、拔罐理疗，能补益气血，或调治因气血亏虚引发的各种疾病。

常按保健特区，养护气血不衰

在人体的耳朵、手部、足部，都有脏腑对应的反射区，经常按摩这些反射区，也可以起到调节脏腑气血、平衡身体阴阳、防治疾病的目的。

耳部按摩

原理：
肾主藏精，开窍于耳，经常按摩耳部可以起到健肾养身的作用，可疏通全身气血，延年益寿。
按摩方法：
将手掌按在耳朵上，稍稍用力，做顺时针或逆时针半圆周旋转。

手部按摩

原理：
手部是脏腑经脉的经过之处，与人体的五脏六腑、四肢百骸息息相关。适当动下手，就能疏经活络、养护脏腑，更能益气养血。
按摩方法：
十指张开，用力拍手掌。

足部按摩

原理：
足部连接全身各器官，保证足部血液畅通是身体健康的有效保证。
按摩方法：
双手食指、中指、无名指三指平行交替按摩双足涌泉穴各50次。

疏通任督二脉，调理全身阴阳

我们的身体上除了十二经脉之外，还有任脉和督脉，简称任督二脉。其中任脉统调全身之阴、督脉总督一身之阳，疏通任督二脉，可以调理周身阴阳，对养生长寿有益处。

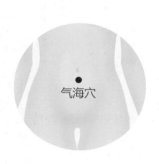

任脉，阴脉之海

任脉是阴脉之海，可以调节经血、津液，和女性的月经、妊娠等功能有关。气海穴是任脉上的养生保健穴位，是元气聚藏之处，是补气的要穴。

快速取穴：在下腹部，前正中线上，脐中下1.5寸。

按摩方法：用拇指指腹按揉气海穴50～100次。

主治功效：补元气，可调理月经不调、痛经、腹泻、消化不良等。

督脉，阳脉之海

督脉是阳脉之海，为人体奇经八脉之一，与阳经关系密切，可调节全身的阳气，反映脑、肾、髓的功能。督脉是人体阳气最盛的一条经络，而至阳穴是督脉上阳气最盛的地方。至阳穴能够激发督脉的精气，使督脉的经络更加畅通。

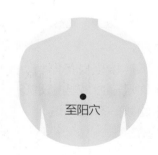

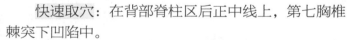

快速取穴：在背部脊柱区后正中线上，第七胸椎棘突下凹陷中。

按摩方法：用拇指指腹按揉至阳穴50～100次。

主治功效：可为身体补充阳气，缓解腰背疼痛、咳嗽、气喘等症。

刺激穴位为什么能养生祛病

疏通经脉的"交警"

如果把经脉比作国道，络脉就是国道之外的其他道路，而穴位则是各条国道交叉的十字路口。按摩、针灸、刮痧、拔罐等理疗手段，就是疏通道路的"交警"。

通常情况下，车辆和行人遵守秩序，十字路口就不会拥堵，道路自然会畅通无阻。人体也一样，五脏六腑相生相克，维持动态平衡，经脉畅通，人体自然就健康。

但是如果脏腑出现病变，经脉不畅，相当于十字路口出现拥堵，身体就会出现各种不适症状。这时，可以通过按摩、针灸、刮痧、拔罐等手段来刺激穴位，疏通经脉，以促进疾病痊愈。

有的病按按穴位就能好

心动过速或过慢，按揉心包经上的内关穴 2~3 分钟，即可使心跳恢复正常。生气时，肝气郁结不散，按揉肝经的太冲穴 3~5 分钟，胸闷就会得到缓解。另外，如果能够持之以恒地按揉太冲穴，还可以起到预防乳腺增生、乳腺癌等疾病的功效。

有的病可以快速治愈，有的病治愈起来则速度较慢。之所以会有此差别，原因很简单，病情轻，治愈快；病情重，则治愈慢。

穴位治病的原理很简单，就是将拥堵的经脉打通。经脉通了，气血自然就畅通了，气血畅通了，疾病自然也就痊愈了。

此外，经脉和穴位并非只是为了治病而存在，如能长期按揉或敲打自身的经脉和穴位，便可促使气血运行畅通，预防经络堵塞病变，最终达到延缓衰老、延年益寿的目的。

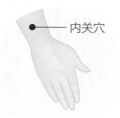

内关穴

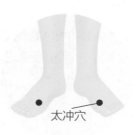

太冲穴

巧妙找穴，防病祛病

中医的四大神奇保健法：按摩、艾灸、刮痧、拔罐，通过刺激穴位达到保健养生、防病祛病的功效。所以，掌握常用的取穴方法很有必要。

体表标志取穴法

体表标志取穴法是以人体解剖学的各种体表标志为依据来确定腧穴位置的方法，又称自然标志定位法，可分为以下两种。

固定的标志

指人体固有的解剖标志，如各部位由骨节、肌肉所形成的突起、凹陷及五官轮廓、发际、指甲、乳头、肚脐等，是在自然姿势下可见的标志，可以借助这些标志确定腧穴的位置。如以腓骨小头为标志，在其前下方凹陷中定阳陵泉穴；以足内踝尖为标志，在其上3寸，胫骨内侧缘后方定三阴交穴；以眉头定攒竹穴；以脐为标志，脐中即为神阙穴，其旁开2寸定天枢穴等。

活动的标志

指各部的关节、肌肉、肌腱、皮肤随着活动而出现的空隙、凹陷、皱纹、尖端等，是在活动姿势下才会出现的标志，据此亦可确定腧穴的位置。如在耳屏与下颌关节之间，微张口呈凹陷处取听宫穴；下颌角前上方约1横指当咬肌隆起、按之凹陷处取颊车穴等。

手指同身寸取穴法

手指同身寸取穴法也叫"手指比量法"，即用按摩对象本人的手指为测量工具来量取穴位，分为以下3种。

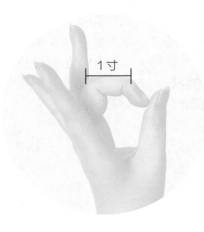

1寸

中指同身寸法

以中指中节屈曲时内侧两端纹头之间的宽度作为1寸，可用于四肢取穴和背部取穴。

拇指同身寸法

以拇指指间关节的横向宽度作为1寸，适用于四肢取穴。

横指同身寸法

将食指、中指、无名指、小指并拢，以中指中节横纹处为准，画一条水平线，横向宽度为3寸。食指和中指中节的侧面横纹之间的宽度为1.5寸，适用于头、躯干、四肢取穴。

简易取穴法

简易取穴法用于某些特定穴位，如双手下垂中指指端取风市穴；两耳尖直上连线中点取百会穴；手握半拳，中指指尖切压在掌心的第二横纹上取劳宫穴。

骨度分寸定位法

骨度分寸定位法始于《黄帝内经·灵枢·骨度》，是利用人体的骨节作为标志，将两骨节之间的长度折量为一定的分寸，用作确定穴位位置的方法。不论男女、老少、高矮、胖瘦，均可按一定的骨度分寸在其自身上测量。

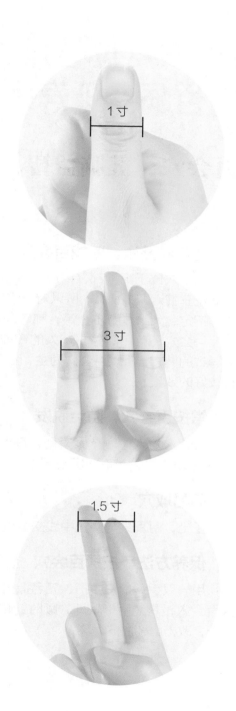

10 大穴位强体质、防百病、延寿命

百会穴：健脑益智，养护心脑血管

功效主治：通一身阳气，改善头痛、头晕、记忆力减退等问题。

呵护脑健康，就找百会穴

百会穴位于巅顶部，内应于脑。脑又称为"髓海"，主持人体各种日常活动及五脏六腑的协调，所以对于临床中的脑部疾患，如高血压眩晕、健忘、心神不定、大脑发育不全等，都可以通过刺激百会穴来调治。

百会穴还可以改善一个人的精神面貌。例如，对于因年老体衰或体质虚弱导致的健忘，可以百会穴为主，配合足三里穴、四神聪穴等进行按摩调理，有较好的效果。

常按百会穴，防治脱发

百会穴为人体百脉聚集处，每天按揉百会穴，可以改善局部血液循环，给头发增加营养，有助于防治脱发。

简易取穴

正坐，两耳尖与头正中线交汇处，按压有凹陷处即是百会穴。

保养方法：按揉百会穴

用一只手食指、中指、无名指按头顶，用中指按揉百会穴，其他两指辅助，顺时针转 36 圈。可健脑益智，改善脑部血液循环。

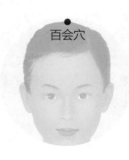

百会穴

风池穴：不让虚邪贼风侵入

功效主治：疏风清热、镇静熄风、通窍明目、通经活络，可调理各种头痛。

风池穴是常用的祛风要穴

风池穴具有祛风解表、清热发散的功效。风池穴为足少阳胆经与阳维脉之会，阳维脉主一身之表。所以风池穴可以调理伤寒汗不出、因外感风寒或风热所致的头痛、发热、鼻塞、头项强痛等表证。

风池穴具有聪耳明目，利五官七窍的功效，可以用于调治耳鸣、近视、目赤肿痛、迎风流泪、面肿等症。

常按风池穴，对偏头痛有明显的效果

刺激风池穴可以纠正神经功能紊乱，因此可以恢复神经功能，调节神经反射，缓解偏头痛症状。

简易取穴

在颈后，枕骨之下，胸锁乳突肌上端与斜方肌上端之间的凹陷处。

保养方法：点揉风池穴

用食指指腹点揉风池穴 50 ~ 100 次。

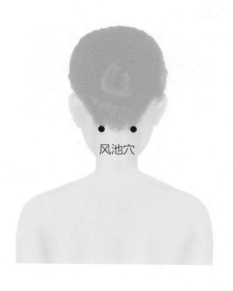

风池穴

合谷穴：预防感冒和脑卒中

功效主治：疏风解表、通经活络、镇静止痛，治头、面各症。

防治感冒、脑卒中，合谷穴显神通

肺与大肠相表里，肺主气属卫，外合皮毛。点按合谷穴可开发腠理、宣通毛窍，从而加强解表发汗的清热作用，在防治脑卒中、感冒等外感疾病有良好效果。

《黄帝内经》中说"诸风掉眩，皆属于肝"，脑卒中的发生与肝息息相关。从五行角度来看，肺和大肠属金，金能克木，而肝属木，当肺和大肠功能失调时，肝便失去约束，从而产生与肝相关的病症，如口眼歪斜、抽搐、脑卒中、眩晕等症。经常按揉合谷，可以使肺和大肠的气机保持顺畅，防止肝火的产生。

常按合谷穴，对改善胃肠功能有好处

合谷穴是一味很好的"肠胃药"。

合谷穴属于手阳明大肠经的穴位，大肠经与胃经相接，皆属阳明经，所以刺激合谷穴可用于调理胃肠道疾病，如呕吐、胃痛、呃逆、便秘、痔疮、便血等。

简易取穴

在手背，第一、第二掌骨之间，约平第二掌骨中点处即是合谷穴。

保养方法：按压合谷穴

用拇指按压合谷穴50～100下。

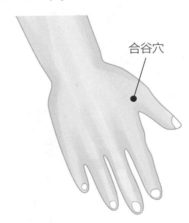

合谷穴

养老穴：健康长寿活天年

功效主治：本穴用于治疗耳聋、眼花、腰酸和肩痛等老年人常见病症。

养老穴，老年人的福音

此穴之所以称为养老穴，是因为养老穴属于小肠经脉的郄穴，小肠可吸收水谷所化之精气供养全身，同时因为此穴可以治疗目视不明、耳闭不闻、肩臂疼痛、手脚不能自如等老年病。所以，养老穴是调治老年人疾病的重要穴位。

长期按摩养老穴，对常见的老年病症，如高血压、动脉硬化、颈椎病、老年痴呆、头昏眼花、胸闷气短、耳鸣耳聋、记忆减退、手指麻木、上肢酸痛等都有辅助治疗效果。

让老人摘掉老花镜

经常按摩养老穴，能够舒筋通络、聪耳明目。对于上了年纪的花眼老人，经常按按养老穴，可以舒缓眼睛疲劳，改善老花眼引起的视力模糊等状态。

简易取穴

以手掌面向胸，在尺骨茎突桡侧骨缝凹陷处。

保养方法：按压养老穴

用拇指指尖垂直按压养老穴1~3分钟,可辅助治疗高血压、头昏眼花、耳聋、腰酸腿痛等老年病。

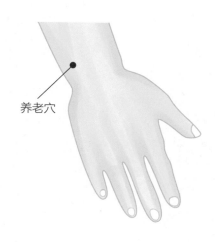

养老穴

血海穴：活血化瘀，通畅气血

功效主治：主治月经不调、痛经、贫血、湿疹等。

引血归经、调理血症

血海穴是脾经所生之血聚集处，有化血为气、运化脾血的功能，是人体足太阴脾经上的重要穴位。它还有引血归经、治疗血症的功效。在古代，人们曾不经意间发现刺破这个地方能够祛除人体内的瘀血，并促生新血。

女性调经大穴

月经不调多数是体内气血失衡所造成的。月经过少可以点按血海穴来促进气血运化、生成；痛经也可以按压血海穴以缓解腹痛。

简易取穴

位于大腿内侧，膝关节内侧端上 2 寸，肌肉隆起处。

保养方法：按揉血海穴

用拇指按揉血海穴，每一侧按揉 50 下，按揉时不要太用力，有轻微的酸胀感即可。

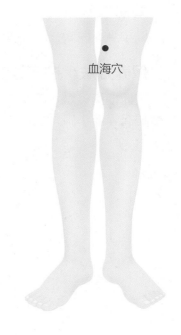

血海穴

神阙穴：抗衰防病

功效主治：温补元气，健运脾胃，延年益寿。可调理腹胀、腹痛、腹泻等症。

神阙调元气，防病有奇效

元气是指人在生命开始时就有的气，很多疾病的根源都是因为元气衰弱，比如精神萎靡不振、肠胃功能衰退，以及因气虚、中气下陷引起的胃下垂、脱肛、子宫脱垂等症。神阙穴作为元神之气通行出入的门户，被认为是经络总枢，经气之汇海，能掌管人体诸经百脉。当人体气血阴阳失调生病时，通过刺激神阙穴，就能调整阴阳平衡，使气血畅通。

延年益寿灸神阙

《扁鹊心书》中记载"人至三十，可三年一灸脐下三百壮；五十，可二年一灸脐下三百壮；六十，可一年一灸脐下三百壮，令人长生不老。"30 岁以后，经常灸肚脐（神阙穴），可以延年益寿。

简易取穴

神阙穴位于腹中部，脐中央。

保养方法：按揉神阙穴

用拇指指腹按揉神阙穴 50 ~ 100 次，有温补元气、健脾和胃的功效。

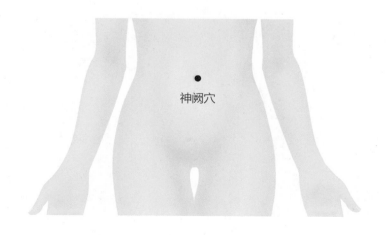

神阙穴

大椎穴：补一身之阳气

功效主治：清热解表、截疟止痫、宁神。

热病觅大椎

大椎穴是手、足三阳经与督脉的交会穴，被称为"阳中之阳"，具有统领一身阳气，联络一身阴气的作用。"热病觅大椎"是说大椎穴具有清热解表、温经通络的作用，是调理各种发热性疾病的要穴，无论是外感发热还是内伤发热，此穴均有良效。比如，当小孩高热时，风寒感冒引起发热、身体酸痛时，肝阳上亢引起头痛眩晕、面红目赤时，都可以多按此穴。

补阳气、防治颈椎病

针灸推拿大椎穴，能达到调节全身阳气的目的。人体的阳气，具有维持生命功能、抗御外邪的作用，所以此穴是防治呼吸、神经、血液系统疾病，调节人体免疫功能，强身健体的要穴之一。由于此穴在颈项部，也可用于防治颈椎病和颈项强痛。

简易取穴

摇头时，上椎转动，下椎不转动，此两椎之间为大椎穴。

保养方法：擦大椎穴

用手掌擦大椎穴50～100次。

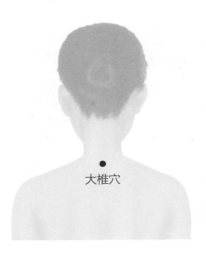

大椎穴

命门穴：温阳暖肾强体

功效主治：强壮腰膝，温补肾阳。改善虚损腰痛、月经不调、小腹冷痛等。

命门，人体长寿大穴

命门穴是人体督脉上的要穴，为人体长寿大穴。命门之火就是肾阳，也是人体阳气之本，命门火衰证多为肾阳不足证。因此，命门穴是人生命力的中心，也是保健强壮要穴。

按摩命门穴，可强肾固本、温肾壮阳

按摩命门穴可以温肾壮阳，强肾固本，疏通督脉，加强与任脉的联系，促进真气在任督二脉上的运行。可改善腰部虚冷疼痛、关节怕冷、尿频尿急、腹泻、遗精、虚寒性月经不调、手脚冰凉等症状。

简易取穴

俯卧位，在腰部，当后正中线上，第二腰椎棘下凹陷处。

保养方法：按揉命门穴

用拇指指腹按揉命门穴50～100次，有培元固本、强健腰膝之功效，可以延缓衰老。

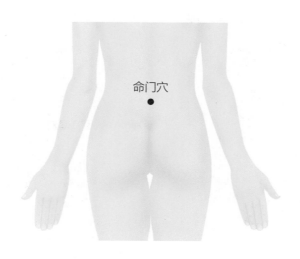

命门穴

足三里穴：强健脾胃助消化

功效主治：健脾和胃、补中益气、通经活络，主治胃痛、恶心、呕吐等症。

调理脾胃效果佳

"四总穴歌"中讲到"肚腹三里留"，指凡是腹部疾病一般都能通过足三里穴来调理。足三里穴是足阳明胃经的合穴，是调理胃气的要穴，凡脾胃失调、消化系统的疾病，比如腹痛、胃痛、腹泻、腹胀等症，刺激足三里穴都有不错的效果。

常按足三里，祛病又延年

俗话说："若要身体安，三里常不干。"意思是如果想要身体安康，就要经常按摩足三里穴。足三里穴是全身经脉流注会合的穴位，所以全身气血不和或阳气虚衰引起的病症，敲打足三里穴有助于缓解。

简易取穴

在小腿外侧，外膝眼下 3 寸，距胫骨前缘一横指处就是足三里穴。

保养方法：按压足三里穴

每天用拇指和食指按压两侧足三里穴 3~5 分钟，可以强身健体，使人精神焕发。

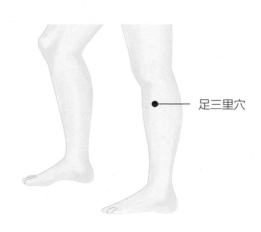

足三里穴

涌泉穴：长在足心的"长寿药"

功效主治：滋阴益肾、安心养神。治疗失眠、高血压、休克等症，可预防感冒。

补肾气，延年益寿

涌泉穴具有益精补肾、滋养五脏六腑的作用。在人体养生、防病、治病、保健等多个方面，涌泉穴都有举足轻重的作用。经常按摩此穴，可以补肾气、固本培元、延年益寿。若与热水泡脚同时进行，效果更好。

"若要老人安，涌泉常温暖"

临床经验表明，如果每日坚持按摩涌泉穴，可使老人体质增强，还可以防治老年性哮喘、腰腿酸软无力、失眠多梦、耳聋、耳鸣、高血压等疾病。

简易取穴

在足底部，蜷足时足前部凹陷处即是涌泉穴，约当足底第二、第三趾趾缝纹尖端与足跟连线的前 1/3 与后 2/3 交点处。

保养方法：按揉涌泉穴

将手掌搓热，用一手拇指或食指指腹适当用力按揉对侧涌泉穴 1~3 分钟。

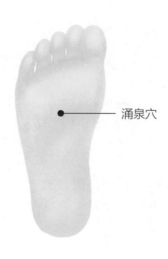

涌泉穴

经外奇穴——蕴藏健康长寿密码

经外奇穴又简称"奇穴",是指既有一定的穴名,又有明确的位置,但尚未归属于十四经的穴位。奇穴分布比较分散,大多不在经络上,但它们在实际治疗中取得很好的疗效,很多都是前人的经验之方。

穴位	取穴方法		按摩方法	主治功效
四神聪穴		在头部,百会穴前、后、左、右各旁开1寸,共4穴	用拇指点、揉等手法逐一按摩	缓解头晕、头痛、失眠、健忘等症
太阳穴		在头部,眉梢与目外眦之间,向后约一横指的凹陷处	每天临睡前及早晨醒时,用拇指指腹按揉太阳穴	促进新陈代谢、健脑提神、养目护身、消除疲劳
子宫穴		在下腹部,脐中下4寸,前正中线旁开3寸	用拇指指腹轻揉子宫穴50~100次	调理女性不孕、痛经、月经不调等生殖系统疾病
定喘穴		在背部,第七颈椎棘突下,后正中线旁开0.5寸	点按定喘穴50~100次	止咳平喘、通宣理肺
十宣穴		仰掌,手十指尖端,距指甲游离缘0.1寸	拇食二指并拢,掐十宣穴50~100次	急救昏厥要穴
百虫窝穴		在股前区,髌底内侧端上3寸	用拇指指腹按揉百虫窝50~100次	祛风活血、止痒

简单易学的养生功法，
强身健体、百邪不侵

学会八段锦，五脏坚实少生病

预备式

并步站立，头正颈直，两臂垂于体侧。左脚开步，与肩同宽。随着吸气，两臂内旋、侧起。随着呼气，画弧合抱于腹前，微屈膝。练习过程保持顺畅呼吸。

第一式：
两手托天理三焦

三焦即包括五脏六腑的身体系统，通过双手上托，缓缓用力，可有效抻拉手臂、肩背，同时，双臂反复上举、下落，还可锻炼肩肘关节和颈部。

操作方法

1. 两手在腹前交叉，继而上托至胸前。

2. 翻掌上撑，目视两手。两臂继续上撑，腰背竖直，目视前方，保持2秒钟。

3. 两臂从两侧下落至腹前，指尖相对、掌心向上，微屈膝下蹲。

4. 接着做同样动作，共6次。

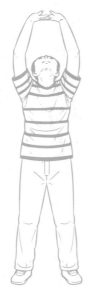

第二式：
左右开弓似射雕

该动作通过"左右开弓"的姿势达到肝肺二脏相互协调、气机调畅的作用。经常练习能够增加肺活量，消耗脂肪，使精力充沛。

操作方法

1. 左脚向左侧开半步，直立；两手在胸前交叉，左手在外。

2. 左手呈八字掌向左推出，右手呈拉弓形状置于右肩前；同时，马步下蹲；目视左手方向。

3. 起身重心移至右腿，左腿自然伸展；两手变掌，左手位置不动，右手向右前方画弧至与肩同高；目视右手方向。

4. 左脚收回成并步站立，两臂弧形下落至小腹前，指尖相对、掌心向上。

5. 接着做右侧动作，方向相反；一左一右为1次，共做3次。最后一拍，右脚收回，与肩同宽，微屈膝，两手置于腹前。

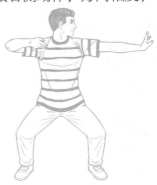

第三式：
调理脾胃须单举

这个动作可以牵拉腹腔，对腹腔内脏有一定按摩作用。常做这个动作有助于消化吸收，增加热量消耗。

操作方法

1. 从屈膝状态起身，左手经体前上托于胸前，右手微微上移，左手指尖指向斜上方，右手指尖指向斜下方。

2. 两手同时翻掌，左手上撑、右手下按，目视前方。

3. 屈膝下蹲，左手从体前下落，右手经体前上移，两手同时回到小腹前，指尖相对、掌心向上。

4. 接着做右侧动作，方向相反。一左一右为1次，共做3次。

5. 最后一拍，左手不动，右手从前下落至右髋旁。

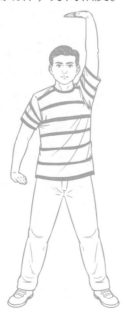

第四式：
五劳七伤往后瞧

该动作可以调节大脑与脏腑联络的交通要道——颈椎；挺胸可以刺激胸腺，有助于增强免疫力和体质。

操作方法

1. 从屈膝状态起身，两臂自然向斜下方伸展，掌心向上。

2. 头向左后转；两臂外旋，肩胛骨收紧。

3. 头转正；两臂画弧，于髋关节两侧按掌；屈膝下蹲；同起始动作。

4. 接着做右侧动作，方向相反；一左一右为1次，共做3次。

5. 最后一拍，两臂弧形下落继而上托至腹前，屈膝下蹲。

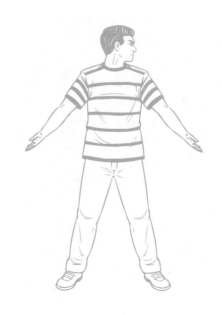

第五式：
摇头摆尾去心火

这个动作强调放松，放松是由内到外、由浅到深的锻炼过程，使形体、呼吸轻松舒适无紧张感。常做这个动作，有助于舒缓情绪，有益身体调养。

操作方法

1. 右脚开步，两掌上托至头顶。两掌从两侧下落，置于大腿，虎口朝内，马步下蹲，目视前方。

2. 身体右倾，重心移至右腿。身体前俯，目视右脚脚尖。身体前俯，重心移至左腿，目视右脚脚跟。向右前方顶髋，同时头向左、向后绕环 1/4 周。髋关节按照前、左、后的顺序绕环。

3. 头回正，目视前方；同时，髋回正，回到马步姿势。

4. 接着做另一侧动作，方向相反。一左一右为 1 次，共做 3 次。

5. 由马步状态起身，两手从体侧上托，右脚回收至与肩同宽。微屈膝下蹲，两掌从面前下按至腹前，指尖相对。

第六式：
两手攀足固肾腰

该动作对生殖系统、泌尿系统以及腰背部的肌肉都有调理作用，有助于预防肥胖，调节血糖水平。

操作方法

1. 转指尖朝前，屈手上举；从屈膝状态起身。两掌指尖相对经面前下按至胸前。

2. 翻掌，变掌心朝上，从腋下向后反穿，继而用掌心摩运后腰至臀部。

3. 体前屈，两掌摩运腿的外侧和后侧，经过两脚外侧，直至盖于脚背上；目视前下方。

4. 两掌前伸，起身挺直，两臂顺势上举，目视前方。共做 6 次。

5. 两手从前方自然下落，指尖朝前，屈膝下蹲。

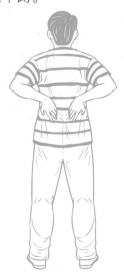

170

第七式：
攒拳怒目增气力

这个动作马步冲拳，怒目瞪眼，可刺激肝经，使肝血充盈、调和气血。常做这个动作，能够燃烧腰腿部脂肪，强健筋骨。

操作方法

1. 左脚向左侧开半步成马步，两手握固于腰间，冲左拳。目视左手方向，怒目瞪眼。

2. 左手由握固变掌，拇指一侧朝下、掌心朝左。左臂向左旋，左手抓握往回收，握固于腰间。

3. 接着做右侧动作，方向相反。一左一右为1次，共做3次。

4. 左脚收回成并步站立，两手变掌落于体侧。

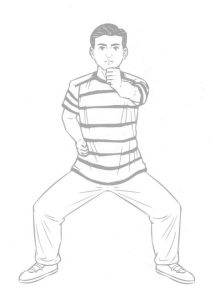

第八式：
背后七颠百病消

背后七颠是全套动作的结束。连续上下抖动使肌肉、内脏、脊柱放松，再做足跟轻微着地振动，起到整理的作用。这个动作有助于全身血液循环，有益血管健康。

操作方法

1. 提踵。
2. 脚跟下落一半。
3. 脚跟振地。
4. 共做7次。

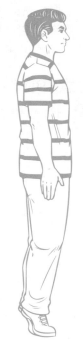

收势

两掌合于腹前，体态安详，周身放松，呼吸均匀，气沉丹田。

常练传统功法，
轻轻松松活百岁

站桩功：独立守神，精气不漏

　　站桩是补充元元气的好方法。元气充足，人就会身强力壮，身体抵抗力强。站桩能促进血液循环和新陈代谢，调节人体免疫力。

操作方法

　　1. 两脚平行分开，与肩同宽；两膝微曲，稍向内扣；两脚平均着力，如树生根，避免将体重全落在脚跟上。

　　2. 腰脊竖直，舒放挺拔；两髋内收，松肩虚腋；两臂微曲，自然下垂稍外展；头颈正直平视，颈项放松，呼吸自然。

注意事项

　　站桩时，要保持心神宁静，自然呼吸，身心放松。

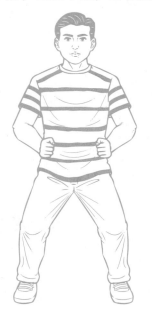

站桩功示意图

贴墙功：补益肾气，强身健体

贴墙功，就是贴着墙壁来做的一种功法，可以锻炼腰部，只要练几分钟，腰部及整个脊柱很快就会发热。常练贴墙功，可补益肾气，强身健体。

操作方法

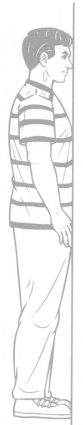

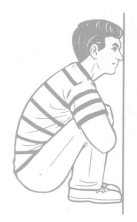

2. 保持鼻尖贴墙，缓缓下蹲，直到双腿完全弯曲，双臂抱住下蹲的双腿。

1. 选择一处较安静的空间。两脚与肩同宽，鼻尖贴墙，脚尖贴墙。

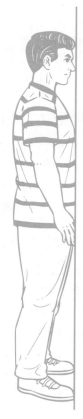

3. 保持鼻尖贴墙，身体慢慢起立，直到完全直立。

注意事项

练功时一定要专注于身体平衡，否则一不留神就会向后倒。

4. 重复下蹲起立的动作。

173

壮腰八段功：健肾强腰

壮腰八段功是由以腰部为主的活动组合而成的健身方法。可健脑益肾、舒筋壮骨、行气活血。

拧腰功：大鹏展翅万里遥

直立，两足分开，与肩同宽。双腿不动，上身向左转体，两上肢随之侧平举，掌心向上，两目注视左手。稍停后，再向右转体做同样的动作。

翻腰功：鹞子翻身腾九霄

双脚开立，俯身弯腰，垂臂，举双臂随腰部的转动画圈（呈逆时针方向）。同时转颈回首，在前半圈时左顾，后半圈时右盼。

侧腰功：古松迎客斜展枝

直立，右手上举，屈肘弯肱，置臂于枕后，掌心朝前，虎口向下；左手后弯，横臂于腰后，掌心朝后，虎口向上；同时上身向左侧弯。然后两上肢伸展，交换方位，左臂置于枕后，右臂横腰后，上身向右侧弯。

弯腰功：观天按地练精气

直立，两手掌托住两腰，上身后仰，仰面观天。稍停后，弯腰前俯，两掌也随之尽量下按，但不着地。同时昂头，目视前方。

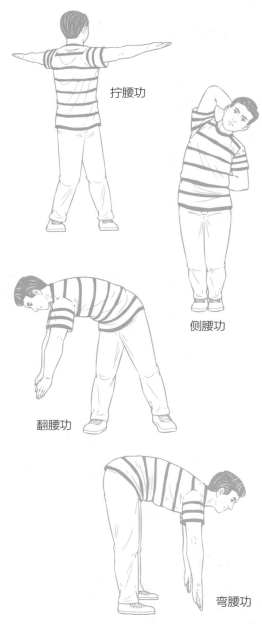

拧腰功

侧腰功

翻腰功

弯腰功

拗腰功：降龙伏虎称英豪

直立，两足分开，屈膝半蹲呈骑马势，两手握拳置于腰侧，拳心向上。然后左拳伸至脐窝前方一横拳半处，拳心朝下；同时右拳上举至额前方一横拳半处，拳心朝外。随后侧身左转，变马步为左弓步，两拳放开，左掌移至左髋侧后方，呈俯掌后撑式；右掌向前上方尽力推出，指尖朝左。目视左手。稍停后复原至骑马势，再做另一方向的动作。

折腰功：二龙戏珠显灵功

直立，两足分开，与肩同宽，两上肢侧平举。俯身转腰，使右手指向左足，左手指向天空。然后向右转腰，使左手指向右足，右手指出天空。

拍腰功：货郎击鼓神逍遥

直立，两足分开，与肩同宽。左右转腰，两上肢随之前后挥动，并分别以掌背或掌面轻轻拍击后腰部或腹部，也可扩大拍击范围至胸背和两肩。

晃腰功：黑熊晃身天柱摇

直立，两足一起一落，两肩一耸一沉，身躯左右摇摆，两腕不断转摇，头项左顾右盼。

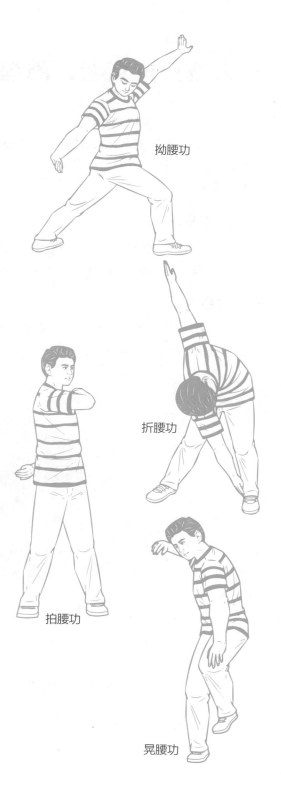

拗腰功

折腰功

拍腰功

晃腰功

鸣天鼓：抗衰老，添福寿

"鸣天鼓"是我国流传已久的一种自我按摩保健方法，最早见于《颐身集》，即击探天鼓（脑后枕骨）。中医学认为"肾开窍于耳"，肾气足则听觉灵敏。该动作可以达到调补肾元、强肾固本的效果，对头晕、健忘、耳鸣等肾虚症状均有较好的防治作用。

操作方法

1. 两手掌心搓热后，紧按两耳外耳道。
2. 用两手的食指、中指，轻轻叩击脑后枕骨60下。

注意事项

练习时要求顶平项直，这可使人体的经络及肾气得到调理，督脉得到疏通；操作时力度要适中。

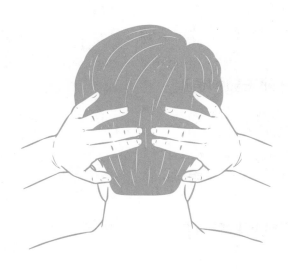

鸣天鼓示意图

叩齿吞津：强健肾气，人不老

中医认为，"齿者，肾之标"。因此经常叩齿，不仅可以坚固牙齿，还能畅通经络、健脾益胃、强健肾气。坚持每天叩齿，还可以促进面部血液循环，增加大脑的血液供应，起到延缓衰老的作用。

据文献记载，医家陶弘景年过八旬，齿紧完好，身体健壮，他的主要健身方法就是叩齿吞津。

操作方法

每天早晨，上下牙齿反复相互叩击36下。叩齿后，用舌头在口腔里搅动36次，使津液增多，然后鼓腮含漱数次，分3次慢慢咽下。

注意事项

牙病患者不宜叩击，因为叩齿力度较大，可能会损伤牙齿。

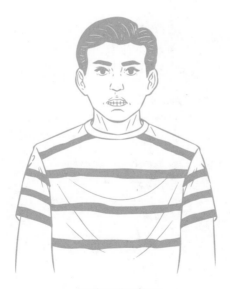

叩齿吞津示意图

金鸡独立：增强五脏功能

肾脏是生命力的体现，肾主骨，全身的骨骼都由肾脏来掌管，是生命的支撑。中医认为"久立伤骨"，伤骨其实伤的是肾。所以，站立时间太长时，可以两脚轮换着做金鸡独立的动作。人体有6条连接五脏六腑的经络分布在脚部，通过练习金鸡独立，足部经络对应的脏腑和它循行的部位也能得到相应的调节，以达到强身健体的作用。

操作方法

双眼微闭，两手自然放在身体两侧，任意抬起一只脚，注意力集中，支撑脚有酸痛感时，换另一条腿。

注意事项

练习金鸡独立一定要循序渐进，高血压、眩晕症患者最好在练习前咨询医生，中老年人可以先扶着椅子或墙来练习。

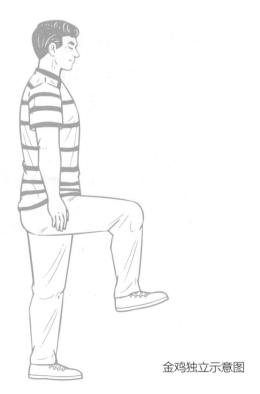

金鸡独立示意图

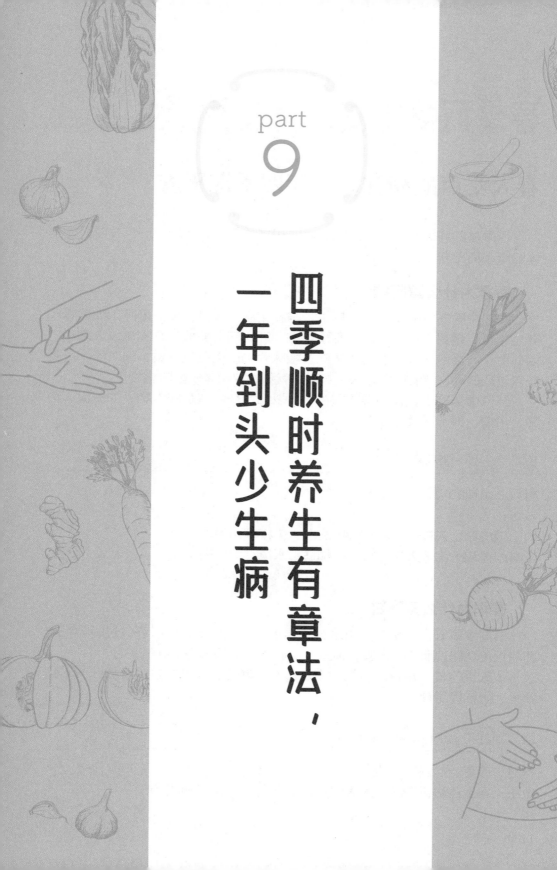

part

9

四季顺时养生有章法，
一年到头少生病

春季万物生发，重在养"生"

春天吃点酸和甘，一年四季保平安

春季是养肝的季节，适当吃点酸味和甘味食物，有助于肝气升发，使身体健康、精力充沛。

春季为什么宜吃酸

按照中医五行的观点，肝属木，与春相应，肝气在春天最旺。如果春季养生不当，便易伤肝气，因此春季重在养肝。而很多酸味食物可以入肝经，因此对于肝虚的人，初春适当多吃些酸味食物以助肝气升发，但对于本身就肝气过旺的人，或者已经进入仲春后，就不建议再多吃酸味食物了。

肝气虚弱的人，在初春的时候，可以适当多吃些酸味食物，如柠檬、葡萄、山楂、梅子、桑葚等。

山楂大枣汁 清肝和胃

材料：山楂30克，大枣3个。

做法：

1.山楂洗净、去核、切碎；大枣洗净、去核、切碎。

2.将山楂和大枣放入榨汁机中，加适量水搅打均匀即可。

春季为什么宜吃甘

根据中医五行学说，肝属木，脾属土，木能克土，所以肝气过旺会影响脾的运化功能。而甘能入脾，最宜补益脾气，减弱过多的肝气。

中医讲的甘，是甘润，指大枣、桂圆、紫薯、南瓜等甘味食物，而不是糖果、蛋糕等甜食。

大枣桂圆茶 养心安神、补肝血

材料：大枣、桂圆各10克。

做法：将上述材料洗净，大火煮开，小火焖煮约30分钟即可。

春季要生发，吃点豆芽

"春吃芽，夏吃瓜，秋吃果，冬吃根"，这就是四季之中顺应天时的食物。被古人称为"种生"的豆芽，适合春季食用，能帮助五脏从冬藏转向春生。

春季吃豆芽，清热利尿

嫩豆芽顺应了春季的生发之气。豆芽不仅味道鲜美，而且还具有清热解毒、利尿除湿的功效，有利于疏通肝气、健脾和胃，防止春季上火。

春季既是阳气初生，又是肝气升发的旺盛期。木头遇上小火苗，就会燃烧成熊熊大火。身体也是如此，所以春天很容易上火，出现这些症状：晨起眼屎多，眼睛干涩；一刷牙就牙龈出血，口腔溃疡，吃饭不香；一觉起来，脸上莫名长痘；扁桃体发炎，疼痛难忍，吃不下东西……

中医典籍《本草纲目》记载豆芽可以："解酒毒、热毒，利三焦"，所以吃豆芽有助于身体清火。而且春天的豆芽鲜嫩多汁，能补充体内的津液，同时养肝护肝。

豆芽虽好，体质虚弱者不宜多吃

不管是绿豆芽还是黄豆芽，均性寒，体质虚弱的人不宜多吃。烹调搭配时，最好加点姜丝以中和其寒性。与黄豆芽相比，绿豆芽更寒凉，易损伤胃气，因此慢性胃炎、肠炎及脾胃虚寒者不宜多食。

菠菜炒绿豆芽　清肝火、补血

材料：菠菜200克，绿豆芽100克。

调料：醋3克，盐2克，姜丝、葱花各5克。

做法：

1. 菠菜择洗干净，切段；绿豆芽洗净，掐头、根。

2. 炒锅内加适量植物油烧热，放入姜丝和葱花爆香，然后放入菠菜段、绿豆芽一起翻炒3~5分钟，出锅时加醋和盐调味即可。

春季提防旧病复发：
身体在新生，旧病要发芽

俗话说"百草回生，百病易发"。早春天气时冷时热，加上细菌活跃，很容易感冒导致旧病复发。中医讲究"春夏养阳，秋冬养阴"，早春养生保健要根据万物始生和气候多变的特点调节情绪，使阳气得以生发，代谢功能得以正常运行，从而达到健康养生、预防疾病的目的。

调畅情志养好肝

春季自然界万物生发，最利于肝的疏泄，因此春季养生宜养肝。肝喜条达而恶抑郁，抑郁、暴怒最易伤肝。在日常生活中，为确保肝发挥"将军之官"的职能，要保持心胸开阔、乐观向上的好心态。

防寒保暖慎减衣

初春时节，气温容易忽上忽下，稍不注意就会感冒。一旦感冒应及时就医，否则可能诱发肺炎、支气管炎等，甚至发生病毒性心肌炎，所以切不可轻视。平时应根据天气变化及时增减衣服，不要过早减掉冬衣。特别是生活在北方地区的人不宜立减棉服，年老体弱者换装要谨慎，不可骤减，要注意防寒保暖。

预防保健防疾病

为避免春季疾病的发生，在日常预防措施中，首先要注意个人卫生和环境卫生，远离传染源；二要常开窗，使室内空气流通，保持空气清新；三要加强锻炼，促进气血运行，但不宜剧烈运动以致大汗淋漓，可以适量做些轻缓的锻炼，比如散步、打太极等。

风为百病之长，春季养生须防风

中医学认为，春季是风邪横行的季节，在这个季节该怎样预防风邪呢？最常用的方法就是春捂。

为什么要春捂

冬季，气血都藏于人体深部，毛孔是闭合状态。到了春季，气血往外走，毛孔从闭合转为开放，这时捂有助于毛孔张开；如果过早减衣，毛孔本来刚刚张开一点，受寒又闭合了，不利于气血的流通。另外，春季是天气从冷转热的过渡阶段，乍暖还寒，天气有时晴朗、风和日丽，有时冷风阵阵、寒气袭人。如果过早把厚衣服脱掉，就给风寒提供了侵入人体的机会。所以，春季一定要捂一捂。

春捂的具体方法

春捂，要遵循"上薄下厚"的原则。因为人体下半身的血液循环要比上半身差，容易遭到风寒侵袭。不过"上薄"并不代表上半身都要薄，还是要注意背部的保暖。中医认为，背部是督脉所过之处，是一身阳气的通路，背部的经络穴位，是人体内外环境的重要通道。风寒外袭，极易通过背部的经络穴位使人患外感或内伤。因此，春捂期间，在减外衣的时候，最好穿一件毛背心，以护住背部，避免受风寒侵袭。

另外，要注意"捂两头"，即重点做好"首足"的保暖。捂头的原因是风易袭阳位，而头部是人体的阳中之阳，自然是风邪攻击的主要目标。捂脚是因为"寒从脚起"，可防止风邪与寒邪联合侵入人体。

延伸阅读

春天，什么样的情况下可以不捂

春捂也有一个界限，就是当气温持续在15℃以上时，就可以不捂了。这个减衣的过程要持续1周左右，循序渐进，不能减得太快，可以先减里面的厚衣，换成衬衫、薄T恤，再逐渐脱去棉衣。

春困怎么办？小小香囊解忧烦

春季人容易犯困。防春困有个简单的方法，就是做一个香囊，挂在屋里，香囊的香气能够提神醒脑，防春困。

小小香囊，养生有妙用

香囊是将芳香性中药碾成细末装入布袋中，佩在身上以预防疾病的一种传统民间工艺品。香囊里中药的气味通过口鼻黏膜、皮肤毛窍、经络穴位，经气血经脉的循行而遍布全身，起到调节气机、疏通经络的作用。不同中药组成发挥的作用各异，用祛湿解毒中药制成的香囊可预防感冒，用开窍宁神、安神定志的中药制成的香囊则可防治失眠。

香囊的制作方法

制作香囊的第一步是准备和选择中药。应根据不同的保健需求选择香囊配方，可以是单味中药，也可以是多味中药混合在一起。第二步是材料的填充和制作。材料在装入香囊前应粉碎，根据香囊的大小装入适量的药粉。

解春困香囊　祛风散寒、缓解春困

材料：冰片、樟脑各3克，良姜10克，桂皮15克；或川芎、白芷各10克，苍术15克，冰片3克；或雄黄5克，樟脑3克，丁香20克。

做法：以上三种配方任选其一，将药物粉碎成细面，取药面3~5克，装入香囊，用布缝制即可。

用法：挂在室内，2周换一次。

┌─ 延伸阅读 ─

严重春困者要警惕

春困严重者要当心这些疾病：心脑血管疾病、甲状腺功能减退（即甲减）、低钾血症，尤其是老年人，出现嗜睡、困倦乏力、头晕头痛等症状时应及时就医。

春季除寒湿，姜红茶能帮忙

春天气温多变，冷暖不适，身体极易受寒湿的侵害。昏昏欲睡、肠胃不适、精神不振、四肢冰凉、容易感冒等问题都是寒湿侵扰的表现。因此，春季除寒湿十分必要。

生姜可解表散寒、驱寒湿

生姜性微温，味辛，具有解表散寒、温中止呕、化痰止咳的作用。生姜中含有丰富的姜辣素，有发热散寒、温中健胃的功效，祛寒除湿的效果佳。

暖胃红茶，适宜春天饮用

红茶性温，味甘，具有温中散寒、滋补脾胃的作用，春天饮用，可以防寒湿。

姜红茶　祛寒湿、防春寒

材料：生姜、红糖各20克，红茶5克。

做法：上述三款材料一起放入杯中，加500毫升开水冲泡，加盖闷10分钟即可。

温馨提示：此茶适宜在早上喝。

延 伸 阅 读

防寒湿的小方法

1. 睡觉时应将腹部遮盖，以免夜间受风寒；不要久处阴暗潮湿之地。

2. 出汗后，不要贪图一时之快而冲凉水澡，也不要直接进入温度很低的空调房。

3. 饮食应以清淡易消化为主，不要过食冰冻、冰镇的饮料和水果；可多吃些扁豆、薏米、山药、红豆等健脾祛湿的食物。

春季上火，喝一杯沙参玉竹茶

春天气温开始回升，天干物燥，多风，人容易上火。那么，春季上火都有哪些症状表现？怎么做可以降火？

春季上火常见症状

1. 嘴唇干裂、起皮。
2. 皮肤干燥、瘙痒。
3. 便秘、咳嗽、食欲不振。并且舌苔减少，舌头通红。
4. 咽喉干燥、肿胀发炎。

春季为什么容易上火

春季容易上火的原因主要有：春季多风、气候干燥、饮食失调（如常吃辛辣、油腻之物）、春捂过度等。因此，春季饮食宜清淡，应根据气温变化增减衣服，多喝水等。

常喝一款茶，防止春季上火

春天容易上火，可以喝沙参玉竹茶。沙参是一味常见的补阴药，可养阴清肺、祛痰止咳、养胃、利咽喉，可改善肺阴不足、肺热咽干、口渴、声音嘶哑等。玉竹可养阴润燥、生津止渴，也是一种常用的养阴药材。沙参和玉竹搭配，一起泡茶饮用，滋阴润燥、清火的功效更好。

沙参玉竹茶 滋阴清火

材料：沙参、玉竹各5克，冰糖3克。

做法：将沙参和玉竹放在杯中，加入开水冲泡10分钟左右，放入冰糖至其化开即可。

温馨提示：体质虚寒、经期女性、孕期女性不宜饮用。

夏季万物生长，重在养"长"

春去夏来，养生顺时而变

夏季主长，是阳长阴消的时期。中医认为，夏季养"长"重在养心，心安则气血通畅。

思虑过多、失眠怎么办

夏季出现思虑过多、焦虑、失眠等症状，可以用医圣张仲景的甘麦大枣汤来调理。

这个方子仅仅只有三味中药——甘草、小麦、大枣，却有着显著的效果。小麦养心阴，去除烦热，为君药；甘草补益心气，为臣药；大枣益气和中，润燥缓急，为佐药。凡是由于思虑过度、精神紧张、心阴不足等原因引起的脏腑功能失调，都可以用甘麦大枣汤来调理。

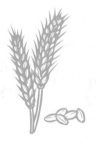

小麦（君药）

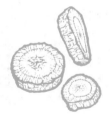

甘草（臣药）

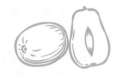

大枣（佐药）

甘麦大枣汤 养心安神

材料：甘草10克，小麦（带麸皮）、大枣各20克。

做法：

1. 将上述材料清洗干净；大枣去核。

2. 将小麦、甘草、大枣一起放入锅中，加水煮沸后，再转小火煮20分钟即可。

盛夏季节，怎样防范"空调病"

现在很多疾病都与环境相关，比如夏天开空调容易产生风、寒和湿，得"空调病"。

违背自然规律，人就容易生病

天热时阳气生发，会把人体内的阴寒发散出去。人体会出汗，出汗本身就是排毒的过程。但现在许多人把空调温度设置得很低，人的阳气就会往里走，而不会往外走，这就叫作"逆"。如果违背自然规律，人就容易被疾病盯上。

"空调病"是怎么回事

"空调病"又称空调综合征，是指长时间在空调环境下工作、学习、生活，因为空气不流通，造成身体功能衰退的一种病症，主要表现为鼻塞、头晕、打喷嚏、耳鸣、乏力、记忆力减退等症状。

如何正确使用空调，预防"空调病"

1. 在使用空调的房间里不要待时间过长，每天应定时关闭空调，打开窗户通风换气。

2. 合理调节室内温度，室内外温差不超过8℃为宜，室内温度不低于26℃，湿度保持在40%~60%。

3. 长期在空调室内者，要保证每天有一定的室外活动时间，多喝水，加速新陈代谢。

4. 不要让通风口的冷风直接吹在身上，大汗淋漓时最好不要直接吹冷风，注意颈椎、膝关节等部位的保暖。

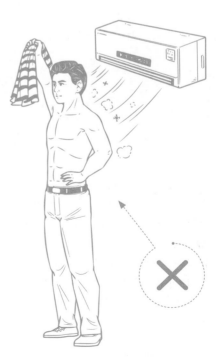

三伏贴怎样贴，更利于养生防病

每年的三伏天，许多人就开始贴三伏贴来预防冬季易发的疾病。三伏贴怎样贴才健康呢？

三伏贴不是"万能贴"

三伏贴是根据中医"冬病夏治"理论而发明的一种外用贴敷治疗方法。通常在头伏、中伏和末伏的第一天贴敷。三伏贴结合了针灸、经络，以中药直接贴敷于穴位，对穴位产生刺激，达到治病、防病的效果。三伏贴的适应证包括慢性咳嗽、支气管哮喘、过敏性鼻炎、慢性阻塞性肺疾病等。一些体质虚弱、冬季容易感冒的人群同样可以贴敷。

需要注意的是，三伏贴性偏热，体热、阴虚火旺、口干舌燥、皮肤易过敏、疤痕体质者不适合贴敷。此外，对于血糖不稳定的糖尿病患者、肝肾功能严重不全者、孕妇等也不建议贴敷三伏贴。

三伏贴贴敷期间要注意什么

贴敷期间，应忌烟酒、辛辣、生冷、油腻等刺激性食物，以免影响疗效。成人一般贴敷6小时左右，儿童贴敷2~4小时，根据个体差异，贴敷时间也可以做适当调整。

三伏贴不是治疗慢性病的特效药，不能完全代替药物治疗，原来在服药的慢性病患者不要盲目减药、停药。

如果贴敷三伏贴后，出现皮肤灼热、刺痒等过敏症状，应迅速揭去三伏贴，并用温水清洗贴敷处，以免引起比较严重的水疱或皮肤过敏反应。

延伸阅读

三伏贴能不能从网上购买

三伏贴需要在中医医生指导下有针对性地进行贴敷，如果没有相关的医学经验和知识，擅自买药贴敷，可能达不到预期效果，甚至会带来不必要的麻烦。影响三伏贴疗效的因素有不少，除了贴敷用药是否合适外，根据个人身体情况辨证选穴，找准穴位贴敷也很重要。因此，建议去医院就诊，不推荐在网上自己购买三伏贴。

夏季祛湿热，冬瓜汤效果好

夏季，特别是夏末秋初的长夏期间，不仅天气热，雨水也多，所以祛湿热也就成了长夏的养生重点。

身体有湿热，常会有哪些表现

湿气和热气的组合，让许多人出现汗出不透、浑身不爽的感觉，还会出现体味重，口臭、口腔溃疡反复发作，睑腺炎、长痤疮等症状。这些都是湿热之气侵袭人体所致。

祛湿热，冬瓜是首选

冬瓜是祛除湿热的首选。冬瓜性凉，味甘、淡，具有清热利水、消肿解毒、生津除烦等功效，是夏季湿热之邪的"克星"。冬瓜最大的功效是祛湿热，且主要是祛下焦湿热。夏季出现小便黄、次数频繁但量不多、小便时有痛感；大便稀溏腥臭、质黏，就说明脾胃湿气较重，湿气入里化热，湿热下注，影响了下焦。这种情况，吃冬瓜就十分合适，如果能将具有药用价值的冬瓜皮和冬瓜仁一起炖煮，效果更好。

冬瓜、荷叶、白扁豆一起炖汤，具有消暑除烦、清热利尿的功效。适合于盛夏之时口渴尿黄、烦躁失眠的人群食用。

荷叶冬瓜汤　清利湿热

材料：冬瓜150克，荷叶、白扁豆各10克。

调料：盐适量。

做法：

1. 将荷叶、白扁豆洗净，冬瓜洗净切块，一起放入砂锅内。

2. 锅内加适量清水，大火煮沸后改小火，煮约30分钟后，加盐调味即可。

中药小档案

药名：白扁豆
性味：性微温，味甘、淡
归经：归脾、胃经
功效：健脾化湿

药名：荷叶
性味：性平，味苦
归经：归肝、脾、胃经
功效：解暑清热，升发清阳

盛夏消暑降温，家中常备绿豆汤

暑是夏天独有的。《黄帝内经》中说："彼春之暖，为夏之暑，彼秋之忿，为冬之怒。"也突出了暑的季节性。

中医认为，暑为夏季主气，乃火热之气所化。暑气太过，伤人致病，则为暑邪。暑邪致病主要发生于夏至以后。

暑邪致病，有哪些主要表现

暑邪致病具有发热、升散、兼湿的特性。中暑后一般会出现头晕、眼花、耳鸣，伴发热、口渴、心慌、恶心、呕吐等。

暑邪不必慌，来碗绿豆汤

夏季天气炎热，加之过度的体力消耗，耗费了大量气血，这就给暑邪以可乘之机。元气是保护身体不受暑邪等外邪侵犯的"士兵"。如果兵强马壮，暑邪就不敢嚣张；如果尽是老弱病残，暑邪就大摇大摆地进来了。所以，老人小孩更容易中暑，因为他们的元气较弱。

绿豆，暑邪的"清道夫"

如果是轻度的中暑，可以通过食疗的方式调理，最常用的方法就是喝绿豆汤。绿豆之所以能祛除暑气，是因为绿豆"气寒足以清心火，味甘可以解热毒"。绿豆就像一位"清道夫"，将滞留在体内的暑邪清理干净。

绿豆汤　清热解暑

材料：绿豆100克。

做法：

1. 将绿豆洗净，沥干水分后倒入砂锅中。
2. 在砂锅中加入沸水，小火煮至绿豆软烂即可关火。

熬一碗酸梅汤，祛暑又养心

夏日炎炎，气温高，来一碗酸梅汤，不仅可以祛暑，还可以生津止渴、增进食欲、清心除烦。

中医如何看待中暑

中暑属中医"暑温病"范畴，多由外感暑热之邪、内因正气不足引起。暑为阳邪，暑邪伤人多表现为高热、心烦、面赤等症。同时，暑性升散，易扰心神，伤津耗气，可引发头昏目眩、烦闷气短、乏力等不适。此外，暑季气候炎热多雨，湿气弥漫，故暑邪多挟湿邪为患，常伴有体倦身重、头重如裹、大便稀溏、胸闷呕恶等症。调理暑邪，以清热解暑、健脾祛湿为主要原则。

酸梅汤，保护心不受暑邪伤害

酸梅汤的主要原料是乌梅，佐以山楂、甘草、陈皮等材料。乌梅能除热、安心，搭配开胃消食的山楂，清热解毒、调和诸药的甘草，以及有健脾化痰功效的陈皮，熬成的酸梅汤，可以保护心不受暑邪的伤害。

酸梅汤 消暑、安心神

材料：乌梅、山楂各5克，陈皮3克， 甘草2克，桂花、冰
　　　糖各适量。

做法：

1. 将乌梅、山楂、陈皮和甘草洗净，在清水中浸泡半小时。
2. 将浸泡后的材料放入锅中，加 4000 毫升水，小火熬煮
   40 分钟；将煮后的材料捞出，汤汁备用。
3. 在材料中再加 2000 毫升水， 继续小火熬煮 20 分钟，取
   汤汁。
4. 将两次的汤汁混合，加入冰糖煮至其化开；关火，加入
   桂花，盖上锅盖闷 10 分钟左右即可。

中药小档案

药名：乌梅

性味：性平，味酸、涩

归经：归肺、肝、脾、大肠经

功效：生津、敛肺、涩肠

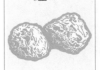

秋季万物丰收，重在养"收"

立秋别盲目"贴秋膘"

"贴秋膘"是立秋的一个传统。所以，秋天大家都会想到要开始进补了。但盲目进补不仅于事无补，还会弄巧成拙。为什么呢？因为秋天气候干燥，而进补之物大多是温热的，容易"火上浇油"。

别着急"贴秋膘"

"贴秋膘"是有讲究的，因为夏天喝的冷饮、湿热的环境已让脾胃疲惫不堪。所以，秋天是养护脾胃的好时机，只有把脾胃养护好，才能消化那些大鱼大肉。鱼肉等滋补性食物多黏腻，不好消化。所以，"贴秋膘"的第一步是将脾胃调理好。

秋季如何调理脾胃

秋季调理脾胃要侧重于清热、利湿、健脾，可以多吃些绿豆、扁豆、薏米等，使体内的湿热邪气排出，促进脾胃功能的恢复。

延伸阅读

应对燥邪，不同病症各有其应对方法

应对燥邪的调理方法主要是"润"。《黄帝内经·素问》中提出应对燥邪的方法，即"燥者濡之"。其实许多人已经下意识地用"润"赶走"燥"了，比如嗓子发干，吃个梨。但除了"润"，针对不同的证型，调理方法有所不同，比如养阴润燥、甘寒滋润、轻宣润燥等。

秋季养肺，要早睡早起

秋季万物萧条，人的起居也要在这时随着气候做相应的调整。尤其入夜后温度降得快，此时不宜在户外待太长时间，以免受风寒的邪气，应尽早回家，早点入睡。

秋季宜遵循养"收"之道

立秋后天气由热渐凉，进入阳消阴长的过渡阶段。仲秋后，雨水逐渐减少，天气干燥，昼热夜凉，天气变化快，容易伤风感冒，旧病也容易复发，所以秋季也称为"多事之秋"。人体的生理活动要适应自然界的变化，所以秋季必须注意保养内守之阴气，凡起居都不能离开养"收"这个原则。

秋季早卧早起

早卧，可以顺应阴精的收藏，以养"收"。早起，能够顺应阳气的舒长，使肺气得到宣发。

秋季的睡眠时间：亥时至寅时

秋季最佳的睡觉时间应该是亥时（21：00～23：00）至寅时（3：00～5：00），也就是在晚上21：00睡下，早晨5：00起床。亥时三焦经当令，三焦通百脉，这时进入睡眠状态，能使身体百脉得到调整，不易被大病盯上，这也是很多百岁老人共同坚持的。

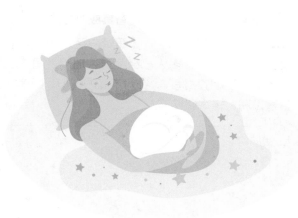

仲秋吃无花果炖梨，润肺止咳

仲秋季节，空气干燥，再加上少雨多风，很容易生内火，出现口干舌燥、喉咙不适，此时可以吃些时令水果，如无花果和梨煮些汤汤水水。

梨和无花果，属于秋天的味道

秋天，不得不提的时令水果就是梨。民间有句名谚"一颗荔枝三把火，日食斤梨不为多"，梨被人们比作"天然甘露"，有降燥清火之功效。无花果被称为"健脾润肺的第一果"，许多古书中都有对无花果润肺、化痰的相关记载。秋季，梨和无花果是黄金搭档，用这两种食物煮汤能润肺止咳。

无花果炖梨，有哪些养生功效

梨和无花果都属于含水量较多的水果，二者一起煮水可以生津止渴，有助于缓解口干口渴、咽喉肿痛、小便短赤、心烦易怒等症状；而且可以促进胃肠蠕动，润肠通便，有助于缓解大便秘结的症状。

无花果炖梨　滋阴润肺、止咳

材料：无花果3~5个，梨1个，冰糖适量。

做法：

1. 将无花果洗净，切块；梨洗净，切块。
2. 锅里加上清水，置火上，把无花果和梨一起下锅炖煮15~20分钟，再加入冰糖煮至化开即可。

秋天易出现秋乏和悲秋

秋乏是怎么回事

春困和秋乏其实是不一样的。"困"是想睡觉，而"乏"是浑身无力；"困"一般是在午后；"乏"一般是在清晨，早上醒来之后总觉得睡不够，浑身无力。肺气比较虚的人还有一种特殊现象：早上四五点的时候就醒来了。同时，又觉得四肢懒洋洋的，不愿意起床，可是睡又睡不着。

人为什么会出现秋乏呢？夏季人体的血液都在体表，到了秋天，天气一凉，气温骤然下降，毛孔就会收缩，血就往体内回流，进入脏腑，这时候就会感觉疲乏。

悲秋是怎么回事

有些人每逢秋季就情绪低沉，看什么都很消极，也不想做事情，这就是悲秋。"伤春悲秋"听起来是一回事，其实并不一样。春天的忧郁主要与肝有关，而秋天的悲思主要与肺有关。有的人可能会认为"伤春悲秋"只是心理问题，其实不然。心理问题往往与生理密切相关，许多人的心理问题可能是由生理不适造成的。悲秋的人往往肺气不足，而肺气不足又跟脾胃功能失调有关。

秋乏和悲秋，补肺气来调理

无论是秋乏还是悲秋，都可以通过补肺气来调理，可多吃些有助于补肺气的食物，如枸杞子、莲子、银耳、百合等。

银耳二米粥　滋阴养肺

材料：大米、小米各50克，干银耳5克，冰糖适量。

做法：

1. 大米、小米洗净，大米用水浸泡30分钟；银耳用水泡发，洗净去蒂，撕成小朵。
2. 锅置火上，倒入适量清水大火烧开，加大米、小米、银耳煮沸，转小火煮至米粒软烂，加入冰糖煮至其化开即可。

初秋要清热，晚秋要驱寒

秋季是天气由热转冷的过渡时期。秋季前期，承袭夏季的炎热，天气特点以热为主，肺脏易受"温燥"侵袭；秋季后期，与寒冷的冬季相邻，天气特点以凉为主，肺脏易受"凉燥"危害。根据秋季的天气变化，饮食原则应有所不同。

初秋，以清热滋阴为主

初秋，饮食应该以清热滋阴为主，可以多喝些清热滋阴的汤粥，比如银耳莲子羹、薏米粥、梨汁等。

晚秋，以驱寒润肺为主

晚秋，天气逐渐变凉，饮食应该以驱寒润肺为主。养阴润燥的同时，还要抵御寒邪。可用银耳、百合搭配大枣、南瓜等做成菜肴或汤羹来食用。

银耳莲子羹 滋阴润燥、清热

材料：干银耳 15 克，莲子 10 克，大枣 6 个，枸杞子、冰糖各适量。

做法：

1. 银耳用清水泡发，洗净去蒂，撕成小朵；莲子、大枣、枸杞子洗净。
2. 砂锅倒入适量水置火上，放入银耳、莲子、大枣、枸杞子，大火煮开后转小火煮 1 小时，加冰糖煮至其化开即可。

延伸阅读

秋季常做深呼吸，可养肺

深呼吸可以帮助人体吐出浊气，吸入新鲜氧气，改善肺部气血循环，使气血通畅，而且还有助于调节情绪，改善"悲秋"。

具体动作要领：伸开双臂，尽量扩张胸部，然后大口吸气，大口吐气。

罗汉果煲猪肺，润肺护咽喉

调理咽喉炎，有一个简单的食疗方子——罗汉果煲猪肺，可滋阴润肺、护咽利喉。

罗汉果，清热润肺、利咽开音

罗汉果有清热润肠、利咽开音、滑肠通便的作用，对于燥邪犯肺导致的病症有良效，比如肠燥引起的便秘，可取罗汉果1个，沸水冲泡，代茶饮用。对于暑热烦渴、肺热燥咳，可取罗汉果半个，沸水冲泡代茶饮用。

猪肺，可补虚、止咳

据《本草图经》记载："猪肺，补肺。"猪肺可补虚、止咳、止血，对于调理肺虚咳嗽、久咳咯血有一定功效。

食用猪肺前必须清洗干净。买回来的猪肺不要切开，通过大气管往里面充水至其膨胀，用手抓肺叶用力把水挤出来，反复挤压和冲洗，直至冲净血水，使猪肺变白。

罗汉果煲猪肺 润肺、除燥、降火

材料：猪肺250克，罗汉果1个。

做法：

1. 猪肺洗净，切成小块；罗汉果洗净。
2. 将猪肺和罗汉果加适量清水大火煮沸，撇去浮沫，再用小火煮30分钟至猪肺熟烂即可。

中药小档案

药名：罗汉果

性味：性凉，味甘

归经：归肺、大肠经

功效：清热润肺、利咽开音

冬季万物闭藏，重在养"藏"

藏起来，"猫"个冬吧

中医五行理论认为，冬属水，其气寒，主藏。五脏中肾的生理功能与自然界冬季的阴阳变化相顺应，冬季天寒地冻、万物蛰伏，有利于肾的封藏，所以冬天养生宜闭藏。

冬季要早睡晚起

《黄帝内经》对一年四季的起居规律有详细的论述："春三月……夜卧早起，夏三月……夜卧早起，秋三月……早卧早起，冬三月……早卧晚起，必待阳光。"意思是说，春季和夏季要睡得晚、起得早；秋季要睡得早，起得早；而冬季则要睡得早、起得晚，等到太阳升起后再起床。

冬季，动植物多以冬眠状态养精蓄锐，为来年生长做准备。人体也要顺应自然界特点而适当减少活动，以免惊扰阳气、损伤阴精。所以，冬季宜早睡晚起，以利于阳气的潜藏和阴精的积蓄。

现代科学研究表明，冬季早睡晚起可避免低温和冷空气对人体的侵袭而引发呼吸系统疾病，同时也可以避免因严寒刺激诱发的心脑血管疾病。充足的睡眠还有利于恢复体力和调节免疫力。

向乾隆学习：冬季喝汤固肾精

清代乾隆皇帝是皇帝中的高寿者，这是因为乾隆皇帝很注重冬季喝汤进补。乾隆喜欢喝汤，御厨将各种药材按比例搭配研磨，同牛肚一同熬炖。据说此汤可以滋阴壮阳、延缓衰老。

现在，此汤多用牛肉或牛骨，放入当归、党参、枸杞子等中药炖煮2~3小时。牛肉可安中益气、养脾胃，当归、党参是补气血的良药，枸杞子的滋肾补肝效果好。

冬季补阳气的简单方法：晒太阳

阳光对维护身体健康十分重要。中医认为，晒太阳时晒不同的部位，有不同的养生功效。时常晒头顶、后背部位，可以补充阳气和肾气。

晒头顶补充阳气

中医认为"头为诸阳之首"，是阳气汇聚之处。百会穴位于头顶正中（详见第156页），是晒太阳的重点部位。晒头顶能够通畅百脉、调补阳气。

晒后背调阴阳、补肾气

中医认为，人体腹为阴，背为阳。许多经脉和穴位都在后背，晒后背能起到调补脏腑气血的功效。晒太阳时让阳光直射背部，时间长短以舒适为宜。后腰有两个重要穴位——命门穴（详见第163页）和肾俞穴（详见第77页），每天用手掌摩擦命门、肾俞两个穴位50～100次，能够很好地补充肾气。

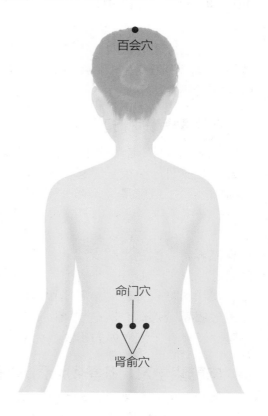

百会穴

命门穴

肾俞穴

延伸阅读

冬季宜养肾

冬季气温较低，万物闭藏，肾喜暖畏寒，所以冬季应防寒养肾。养肾可以选用花生、核桃、黑芝麻、羊肉等。

立冬之后，吃核桃壳煮鸡蛋补肾

一到冬天，站久了腰疼、脚后跟疼，坐久了腰疼、背疼。除此之外还有腿软膝软、脚冷、夜尿多等症状，这些都是肾虚的表现。既然冬天容易肾虚，那该如何补养肾脏呢？

核桃壳煮鸡蛋，补肾的良药

核桃壳和里面的分心木都是宝，用来煮水喝，可以固摄肾气。有些人发现喝了分心木泡的水以后，不自觉夜尿就少了，这其实就是分心木在固肾收涩。鸡蛋能滋阴润燥、养心安神。

核桃壳煮鸡蛋，可以调理女性白带过多、清稀，男性遗精滑泄，小儿尿床和老人腰膝酸软等肾气不固的症状。同时分心木和鸡蛋都能安神助眠，是理想的搭配。

核桃壳煮鸡蛋　补肾强身

材料：核桃 5 个，鸡蛋 1 个。

做法：

1. 把核桃清洗干净后，剥掉外壳。
2. 把外壳、分心木一起放入水中熬煮。大火煮开后，转小火继续熬煮 40 分钟。把煮好的核桃分心木水凉凉后加入鸡蛋继续煮，煮 10 分钟后将鸡蛋壳轻轻敲碎，再煮 10 分钟后关火。
3. 煮好后浸泡一晚，充分让鸡蛋吸收汤汁。

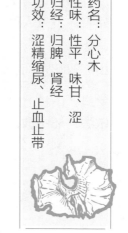

中药小档案

药名：分心木

性味：性平、味甘、涩

归经：归脾、肾经

功效：涩精缩尿、止血止带

睡前泡脚，同样可以补肾益气

冬季泡脚除了御寒，还可以滋养肝肾。"晨散三百步，睡前一盆汤"，指睡前用热水泡脚，可引血下行、补肾益气、安定心神，有助于入睡。泡脚的水温宜在40℃左右，时间以微微出汗即可，切勿大汗，泡后要立即擦干，并揉擦涌泉穴100次，以达到养肾固精的功效。

冬季预防心脑血管病，山楂双花茶来帮忙

冬季天气寒冷，容易引起心脑血管收缩，使血压骤升，从而诱发心脑血管疾病。冬季常喝山楂双花茶，可以活血化瘀、保护血管，预防心脑血管疾病的发生。

山楂、金银花、菊花，活血化瘀效果佳

山楂双花茶，主要由山楂、金银花、菊花三种材料组成。此茶可以活血化瘀、调节血脂，养护心脑血管。

山楂，又名山里红、酸果等。中药中有名的焦三仙，是助消化、治腹泻的常用药，山楂即是其中的"一仙"（其他两种是焦麦芽、焦神曲）。

现代药理研究证实，山楂可促进脂肪分解、帮助消化。因为山楂含有三萜类化合物，所以具有调节心肌功能，可增强冠状动脉血流量，有降血压、降血脂以及强心、利尿的作用。

金银花中的绿原酸有清热解毒、疏散风热的作用，菊花含有的黄酮类物质可促进胆固醇分解和排泄。双花搭配山楂，消脂效果更显著。

该方适宜人群为肉食积滞、腹胀痞满、泄泻、瘀阻腹痛者。不宜人群为脾胃虚弱、体虚者。

山楂双花茶　活血降脂、养护血管

材料：山楂12克，金银花、菊花各5克。

做法：杯中放入山楂、金银花、菊花，加沸水冲泡，加盖闷15分钟即可。

中药小档案

药名：山楂

性味：性微温，味酸、甘

归经：归脾、胃、肝经

功效：消食化瘀

冬季祛寒气，八宝粥帮助散寒暖身

冬季寒流来袭，气温骤降，如果抵抗力较差，病邪容易乘虚而入。除了做好保暖，喝粥也是抵御寒冷的好方法，可以温暖身体。

冬季闭藏，对身体的好处

《黄帝内经》里说："冬三月，此谓闭藏。"中医认为，冬季是"藏"的季节。寒冷的天气尽量减少外出，有助于收敛阳气。我们的身体不仅需要"藏"，情绪也要"藏"，不让它轻易外露。做到平心静气，尽量控制自己的情绪，避免情绪大幅波动。积聚在心中的不良情绪可以通过适当的方式发泄出去，以达到心理平衡。

冬季寒冷，需要暖养

冬季，我们的身体需要暖养，可选温热食物熬煮成粥喝，以温暖脾胃、养阳补肾。常选的食物有桂圆、大枣、糯米、红豆、花生仁等。八宝粥是个不错的选择，其中的桂圆可补肾温阳，大枣可健脾养血，糯米有补血益气的功效，红豆、花生仁可补血。

八宝粥 健脾暖肾、驱寒保暖

材料：糯米30克，薏米、大麦仁、花生仁、莲子、红豆各10克，桂圆肉15克，大枣3个。

做法：

1. 糯米洗净，浸泡2小时；薏米、大麦仁、莲子、红豆洗净，浸泡4小时。
2. 锅中加适量水，放入薏米、大麦仁、莲子、红豆煮开，加盖小火煮30分钟，放入糯米、花生仁、大枣、桂圆肉，加盖小火煮20分钟关火，再闷10分钟即可。

中药小档案

药名：桂圆

性味：性温、味甘

归经：归心、脾经

功效：补益心脾、养血安神

冬季脚后跟开裂，喝大补养藏汤

每年入冬，许多人就会增添一个烦恼：脚后跟开裂，一走路就疼。这种开裂光是擦润肤霜不太管用，这是因为天气的寒冷干燥只是诱发因素，真正的病根在于肾虚。有这种困扰的人可以喝大补养藏汤。这道汤可以补五脏，怕冷的人可以加点桂圆一起煮。

冬季进补得当，一年不受寒

冬季是进补的大好时机。不过，进补并非要吃昂贵的补品，而是要"因人、因时、因地"进补，才能真正达到养生目的。

大补养藏汤，主要由栗子、核桃、莲子、枸杞子、葡萄干、陈皮组成。栗子可以补肾强筋、养胃健脾，但是吃多容易消化不良，使人感觉腹胀、没胃口，用栗子内皮一起煮汤，可以预防这些问题。核桃可以温补肾阳，枸杞子补肾阴，陈皮健脾理气、助消化，莲子可以补脾益肾，所以，此汤可补五脏，特别是固肾。

大补养藏汤　固肾、补五脏

材料：栗子、核桃、莲子各6个，枸杞子、葡萄干各10克，陈皮5克。

做法：

1. 栗子剥去外壳，但不要去掉内皮，切成两半；核桃剥去外壳，核桃仁的外皮留下，掰开莲子用水泡1~2小时。

2. 将所有材料一起下锅，加水煮开后煮20~40分钟即可。

用法：每周喝2~3次。

大补养藏汤，怎样喝更有效

1. 此汤老人小孩都能喝，女性生理期减去枸杞子，孕妇要去掉核桃皮。

2. 多放枸杞子，汤味就不苦；核桃、栗子不要贪多，不好消化。

3. 此汤偏温补，体质偏热的人少用核桃，多用枸杞子；舌苔黄厚腻且便秘的人，少喝或不喝。

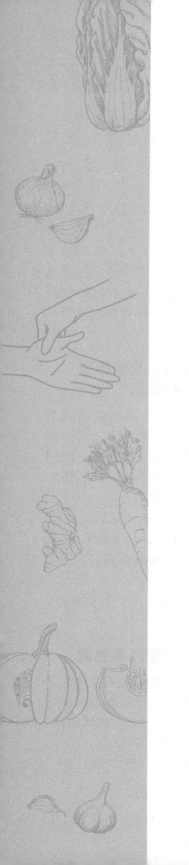

常见病防治有妙方，
踢开长寿的『绊脚石』

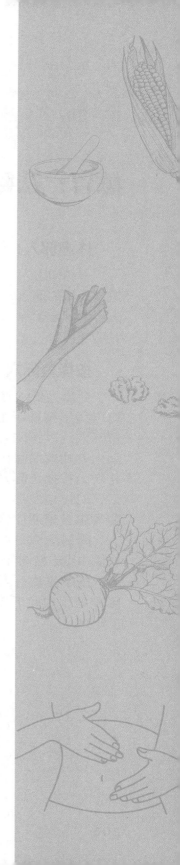

呼吸系统常见病

感冒：祛除表邪，好得快

体虚邪入：引起感冒的根本原因

一切损害人体的外部致病因素，中医统称为"邪气"，风邪就是指随风进入人体的邪气。如果休息不好、劳累、上火、出汗过多，这些邪气就易侵入身体，阻塞经络，使气血流通不畅，人体的防御能力下降，于是引起感冒。

按揉鱼际穴，预防感冒

免疫力低、经常感冒的人群，可以经常按揉手上的一个穴位——鱼际穴，以预防感冒。鱼际穴清肺泻火的功效很强，可以解表、利咽、化痰，按揉鱼际穴可调理各种肺热证，对感冒发热、咽喉肿痛、打喷嚏等感冒早期症状有效。

简易取穴：在手掌，第1掌骨桡侧中点赤白肉际处。

按摩方法：用食指指端，在鱼际穴处用力向下按压，并左右按揉3分钟。

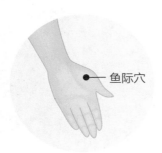
鱼际穴

葱白熏口鼻，改善感冒初期引起的鼻塞

感冒初期的一个突出症状就是鼻塞。中医认为，鼻为肺之窍，肺气不通，鼻子就容易闭塞不通。此时宣通肺气很重要，葱白就有不错的效果。

材料：葱白头连须10~15克。

做法：将葱白洗净，切3段；放入清水锅中，大火煮沸后，用小火煮5分钟。

用法：趁温熏口鼻。

功效：通利鼻窍。

姜糖水，调理风寒感冒

如果出现了鼻塞、流清鼻涕或者咳白痰，伴随发热，这是典型的风寒感冒症状。被风寒侵扰，应疏风解表、散寒，可以喝姜糖水来调理。

材料：生姜10克，红糖5克。

做法：

1. 将生姜去皮洗净，切丝。
2. 在锅中加入适量水，放入姜丝煮沸，放入红糖，用勺子搅拌均匀，大火煮2分钟即可。

用法：早晨服用。

功效：祛风散寒。

薄荷粥，调理风热感冒

如果出现了流黄浊涕或者咳黄痰，伴发热，这是典型的风热感冒症状。被风热侵袭，调理应该以疏风散热为主，可以喝薄荷粥。

材料：薄荷10克，大米100克，冰糖适量。

做法：

1. 将薄荷用清水洗净，充分浸泡。
2. 大米洗净，浸泡30分钟，锅内加适量水烧开，放入大米，大火煮沸后改用小火慢煮，待米烂粥稠时，加入薄荷及冰糖，煮至冰糖化开，搅匀即可。

用法：早晨或晚上服用。

功效：薄荷可清热泻火，改善风热犯肺证。

菊花、蒲公英、芦根煎服，调理流感效果好

菊花有良好的清热解毒功效。蒲公英可以清热解毒、消肿散结，常用于调理热毒壅盛引起的咽喉肿痛等。芦根性寒，味甘，能够清热泻火、生津止渴、利尿。诸药合用一起煎服，有助于调理流感。

材料：蒲公英、芦根各10克，菊花5克，生姜5克，大枣2个。

做法：将所有食材放入锅中，加水煮沸，水煎20分钟。

用法：内服，每天服用1次，每周服2～3次。

功效：清热解毒，生津止渴。

延伸阅读

中医调理流感的思路

中医将流感称之为"时行病""疫病"。调治流感多是从内外两方面着手。内是提升身体正气，提高免疫力，增强对疾病的抵抗力；外是用清热解毒、散寒化湿等方法，以祛除外邪。

咳嗽：止咳化痰除病根

辨清风寒风热，止咳才有效

中医认为，引起咳嗽的原因有多种，最常见的就是外感风寒或风热，遏制了肺气。呼吸道不通畅，自然就会引起咳嗽。风寒犯肺，气急咽痒、咳嗽声重、痰白而稀，常伴鼻塞、流清涕，需疏风散寒、宣肺止咳；风热犯肺，咳嗽痰黄稠、口渴咽痛、鼻塞、流黄涕，需疏风清热、润肺止咳。

按压列缺穴，咳嗽不打扰

列缺穴为手太阴肺经络穴，肺主一身之表，按摩手腕上的列缺穴可以宣肺解表、止咳平喘，兼疏通头部经络。

简易取穴：两手虎口交叉，一手食指压在另一手桡骨茎突上，食指指尖到达处即是。

按摩方法：用拇指指腹按压列缺穴1~3分钟。

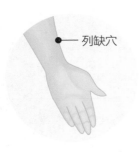

● 列缺穴

生姜杏仁陈皮饮，专门调理咳白痰

咳白痰是风寒咳嗽的典型症状，如果还伴有鼻流清涕、手脚发凉、打喷嚏等症状，应宣肺散寒、止咳，可以用生姜杏仁陈皮饮来调理。

材料：生姜10克，淡豆豉6克，生甘草、陈皮、甜杏仁各5克，红糖3克。

做法：生姜切成片，同淡豆豉、生甘草、陈皮、甜杏仁一起放入陶瓷锅中，加800毫升水，泡30分钟，大火烧开后用小火煎煮10分钟，加入红糖，至其化开即可。

用法：一天3次。

功效：疏风散寒，宣肺止咳。生姜、豆豉、红糖温散风寒；甜杏仁宣肺止咳；甘草和中缓急，清除内热；陈皮化痰湿。

咳黄痰，芦根饮效果好

咳黄痰是风热咳嗽的一个典型症状。风热上扰，走到咽喉，会消耗咽喉的津液，化生出黄色的浓痰，同时会出现口干、咽痛等症状。调理风热咳嗽，要疏风散邪、清热化痰，可以用芦根饮来调理。

材料：鲜芦根 20 克（或干芦根 10 克）。

做法：芦根洗净，放入砂锅，加清水，大火煮沸，转小火煮 20 分钟即可。

用法：每天服用 1 次。

功效：清热泻火，止咳化痰。芦根性寒，味甘，归肺、胃经，具有清热泻火、生津止渴、除烦止呕、利尿作用，常用于调治肺热咳嗽，肺痈吐脓。

止燥咳，
川贝炖梨润肺化痰

秋季燥热，肺的津液亏损，出现干咳无痰，或痰少而黏等症状，属于燥咳，可以用川贝炖梨来润肺化痰。

材料：川贝 5 克，梨 1 个，冰糖适量。

做法：将川贝和梨洗净，切成小块，放入锅中，加水煮沸后小火煮 10~15 分钟，加冰糖至其化开即可。

功效：养阴润肺，化痰止咳。梨有止咳化痰、生津解渴、润肺等功效；川贝有清热润肺、化痰止咳的作用。

怀山药牛蒡子饮，
缓解久咳不愈

久咳不愈，通常是脾肺亏虚所致，常见咳痰、气喘、疲乏无力。中医认为，脾为生痰之源，肺为储痰之器，调理久咳不愈，需健脾益肺，可用怀山药牛蒡子饮来调理。

材料：怀山药 30 克，牛蒡子 5 克。

做法：将淮山药与牛蒡子加水熬煮 30 分钟即可。

用法：每天 1 剂，饮 3 天。

功效：怀山药有健脾益肺的作用，牛蒡子可以清热利咽、宣肺祛痰。二者合用，可以缓解久咳。

延伸阅读

不要乱用止咳药

很多人一咳嗽就用川贝枇杷膏等止咳药，实际上是不对的。咳嗽病症复杂，变化多端，应先辨证再治疗，否则可能加剧病情。

发热：清肺火，好得快

发热多是肺火惹的祸

中医将发热分为外感发热和内伤发热，前者主要是受到病邪侵袭，后者主要是由于不当生活习惯、情绪变化、久病伤阴等导致的阴虚内热。而肺火是导致发热的重要因素，肺火若不能得到宣泄，就易生感冒、肺炎等。肺火常含燥邪，所以在降肺火时，更要注意润燥，养肺阴和补肺部津液，以达到清肺火的目的。

发热伴头痛，点按曲池穴有效

曲池穴具有清热利湿、祛风解表的作用，可以缓解肺火引起的发热症状。

简易取穴：将手肘向内弯曲约呈直角，用另一只手拇指下压手肘横纹外侧凹陷处即是曲池穴。

按摩方法：用拇指尖点按曲池穴1~3分钟。

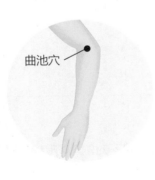

曲池穴

薄荷玉米冰糖粥，清热解毒效果好

发热伴有黄鼻涕、黄黏痰、红肿痛（舌头、咽喉、扁桃体、淋巴结）等症状，需要用凉性的药物来清热解毒。薄荷味辛，性凉，辛以散风，凉以清热。

材料：玉米糁 100 克，大米 50 克，干薄荷 10 克，冰糖适量。

做法：

1. 干薄荷洗净，下锅煮 15 分钟，将薄荷捞出，留汤汁。
2. 将玉米糁用水泡 30 分钟，和大米一同下入薄荷水中，大火煮沸后改中小火煮。
3. 粥熟后下适量冰糖，待冰糖化开后即可。

功效：薄荷、冰糖可清热泻火；玉米糁养脾胃。此粥可改善风热袭肺引起的发热。

蒲公英芦菊饮，
对付流感引起的发热

冬季和春季流感多发。流感的典型症状就是发热，甚至会出现高热。应对流感引起的发热，应以清热解毒的方式调理。

材料：蒲公英、菊花、芦根各 10 克，生姜 5 克，大枣 2 个。

做法：

1. 生姜洗净，切片；大枣洗净，去核；蒲公英、菊花、芦根洗净。
2. 将上述材料一起放入砂锅中，锅内放适量清水，水煎 20 分钟即可。

功效：此方可清热解毒，生津止渴。蒲公英和菊花有良好的清热解毒功效；芦根可以清热泻火、生津止渴、利尿；生姜、大枣可以固护脾胃。

紫苏叶水泡脚，
可发汗退热

外感风寒初期，症见发热、鼻塞、流鼻涕时，用紫苏叶水泡脚，可以祛风散寒、退热。

材料：紫苏叶 30 克。

做法：

1. 取紫苏叶放在洗脚盆中，加开水浸泡 3 分钟。
2. 加适量凉水，将水温调到合适温度，泡脚 10~20 分钟，或者泡到身体微微发汗即可。

用法：每日泡脚 1~2 次，连续 2~3 日。

功效：祛风散寒、发汗退热。

延伸阅读

注意鉴别流感与普通感冒

流感一般发病急，病情重（急起高热，多在 39℃以上，且易反复），传染性强，传播速度快，全身症状明显，如全身肌肉酸痛、头痛、腹痛、咽喉肿痛等。

普通感冒一般病情较轻，常见鼻塞、打喷嚏、流鼻涕、畏冷、低热等症状，全身症状不明显。

鼻炎：鼻子不灵，要疏通气血

引起鼻炎的主要原因——气血瘀滞

中医认为，鼻子出问题都是气血不通所致。《黄帝内经》中说："肺气通于鼻，肺和则鼻能知香臭矣。"如果肺脏健康，肺气充足，肺的肃降功能强，鼻子对外界的刺激就会很敏感。否则肺气虚弱，浊气不能下降，清气不能上升，气血瘀堵，鼻子得不到肺气温煦，就会出现嗅觉障碍。

按揉迎香穴，缓解鼻炎症状

迎香穴在鼻旁，按揉此穴可以宣通鼻窍、改善嗅觉；对于鼻塞、过敏性鼻炎、鼻出血等有良好的调理作用。

简易取穴：鼻翼外缘中点旁，鼻唇沟中间即是迎香穴。

按摩方法：用两只手的食指指腹按住迎香穴，由内而外按揉36圈；或从迎香穴向鼻根部反复搓擦。

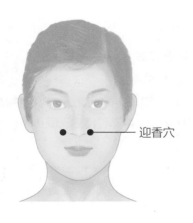

迎香穴

白扁豆党参粥，固表益气通鼻窍

气血亏虚型鼻炎，症见平时体质偏弱，遇到吹风等容易打喷嚏、鼻塞、流涕等。这类鼻炎的调理原则是固表益气，可以喝白扁豆党参大米粥。

材料：白扁豆30克，党参10克，大米50克。

做法：

1. 先将白扁豆、党参一同煎煮30分钟，然后去渣取汁。
2. 药汁中加入大米一起熬煮，煮至粥稠即可。

用法：每日2次，空腹服食。

功效：白扁豆有健脾化湿、补气的功效，党参可健脾益肺、补中益气，大米可健脾和胃、补中益气，三者一起煮粥，健脾益肺之力较佳，可有效改善鼻炎。

辛夷花煮鸡蛋，
疏风散寒通鼻窍

风寒袭肺引起的鼻炎，通常表现为鼻窍不通、鼻流清涕、喷嚏不断等，调理宜疏风散寒、通鼻窍。辛夷花煮鸡蛋对风寒袭肺引起的鼻炎有良好的调理作用。

材料：辛夷花 6 克，鸡蛋 2 个。

做法：

1. 将辛夷花用纱布包住，与洗净的鸡蛋一同放入锅内，加 2 碗清水，煎煮。

2. 当只剩 1 碗水的量时，取出辛夷花，将煮熟的鸡蛋捞出去壳，并在鸡蛋上刺数个小孔。

3. 将鸡蛋放回锅内，继续煎煮 5 分钟即可。

用法：饮汤，吃蛋。此为 1 日量，分 2 次服食。

功效：散风寒、通鼻窍。

中药熏鼻法，改善鼻炎

中药熏鼻法，有芳香开窍的作用，对于通鼻窍、改善鼻炎很有益处。

材料：苍耳子、薄荷、辛夷各 10 克。

做法：将所有材料洗净，用适量清水煎煮 20 分钟。

用法：将药液放在鼻子底下，趁热熏鼻，自然呼吸药液的蒸汽。熏蒸 10~15 分钟，每日 1~2 次，连续 1 周。

功效：散风寒、通鼻窍。

温馨提示：将药液适当放凉后再熏蒸，以免被蒸汽烫伤。

过敏煎，
改善过敏性鼻炎

易过敏人群在换季或接触尘螨等过敏原后，鼻腔受到刺激，往往会发生过敏性鼻炎，出现鼻塞、鼻痒、流清水涕、眼睛肿痒、咳嗽等不适。推荐用过敏煎进行调理。

材料：防风、银柴胡、乌梅、五味子各 10 克，甘草 3 克。

做法：将所有材料洗净，用适量清水煎煮 20 分钟。

用法：每日 1 剂，早或晚服。

功效：方中银柴胡可清热凉血；防风祛风解表；乌梅收敛生津；五味子敛肺生津，滋肾涩精；甘草清热解毒，调和诸药。五药配合，可解表和里，缓解过敏性鼻炎的症状。

消化系统常见病

便秘：补益气血，润肠通便

引起便秘的根本原因——血虚津亏

中医认为，便秘的病因可分为偏实和偏虚两大类。偏实症一般是吃过多辛辣食物或者上火后，身体里多余的火气"炙烤"大肠的水分所致；偏虚症是气血两虚造成大肠传导功能失常和肠内干燥所致。另外，节食减肥也会出现体虚便秘。

按压支沟穴，缓解便秘

按压支沟穴可以增强大肠传导功能，缩短大便在肠内停留的时间，缓解便秘。

简易取穴：前臂背侧，阳池穴与肘尖的连线上，腕背横纹上3寸，尺骨与桡骨间隙中点即是支沟穴。

按摩方法：用拇指指腹分别按压双侧支沟穴5～10分钟，由轻到重，以有酸麻胀痛感为度。

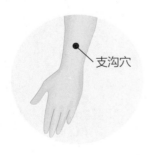

支沟穴

香油蜂蜜茶，补虚润肠、增进消化

对于体质虚弱、肠胃津液不足等引起的排便困难，可以用香油蜂蜜茶来润肠通便。

材料：蜂蜜15克，香油6克。

做法：蜂蜜倒入杯中，将香油加入蜂蜜内，用低于60℃的水冲泡，搅拌均匀即可。

用法：每日早晨空腹饮用，每次服用10克左右。

功效：香油有较好的润肠通便功效。蜂蜜补虚润肠，与香油搭配，有助于改善便秘。

三仁粥，
调理习惯性便秘

对于老年气血不足引起的习惯性便秘，可以喝三仁粥来调理。

材料：桃仁、松子仁各 5 克，郁李仁 3 克，大米 20 克。

做法：

1. 大米洗净，用水充分浸泡；桃仁、松子仁、郁李仁洗净。
2. 将桃仁、松子仁、郁李仁捣烂，和水滤取汁，与大米一同煮粥。

功效：桃仁可行瘀导滞；松子仁润肺，滑肠；郁李仁可润肺滑肠，下气利水。此方可用于调理习惯性便秘。

肚脐贴敷，
缓解阳虚气滞的便秘

对于因体寒所致的阳虚气滞便秘，可以采用肚脐贴敷的方法，有较好的调理效果。

材料：葱白连须 3 根。

做法：将葱白洗净，捣烂成糊。

用法：用时取 5~6 克放在肚脐上，外面用纱布盖住，在上面用热水袋热敷。

功效：温中散寒，润肠通便，适用于寒性体质。

冰糖香蕉，
清热润肠可通便

对于肠燥引起的便秘，调理应以清热润燥为主。可以用香蕉和冰糖一起蒸制食用，有不错的通便作用。

材料：香蕉 2 个，冰糖适量。

做法：将香蕉去皮，切块，加冰糖，隔水蒸 15 分钟即可。

功效：清热润燥，解毒滑肠，补中和胃。适用于肠燥引起的便秘。

延伸阅读

注意腹部防寒保暖，可防便秘

受寒也会导致便秘，中医称之为"寒结"。所以夏天应避免空调直吹腹部，不要进食冰冷食物、喝冷饮等。

腹泻：温暖脾胃，固摄止泻

腹泻多由脾胃虚弱引起

中医认为，突然改变饮食习惯或饮食生冷、不洁、油腻、过量等都易伤脾胃，导致脾胃运化失调，引起腹泻。肚子受凉引起的腹泻多是胃肠受寒所致。调理当以温运健脾，渗湿止泻为主。

按压天枢穴，改善腹泻

天枢穴为大肠经募穴。此穴与胃肠道联系紧密，对调节肠腑有明显的双向性疗效，既能止泻，又能通便。

简易取穴：位于腹中部，横平脐中，前正中线旁开2寸。

按摩方法：用拇指按压双侧天枢穴各50～100次。

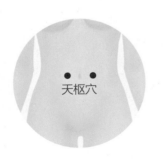

天枢穴

黄芪泡茶喝，改善气虚泻

脾气虚，运化水谷的能力减弱，吃进去的食物不易消化，就会导致腹泻，还伴有食少、腹胀等症状。调理应以健脾补气为主。

材料：黄芪片10克，冰糖适量。

做法：将黄芪片和冰糖一起放入茶杯中，用沸水冲泡，加盖闷15分钟即可。

功效：黄芪可防治脾胃气虚证，用于气虚乏力、食少便溏、久泻脱肛等症。

糯米糊，止腹泻、健脾胃

有些人遇到换季、天气寒凉，或稍吃一些冷食或油腻食物就容易腹泻、腹痛，主要表现为大便稀溏，反复发作，兼有四肢冰凉、怕冷畏寒、疲倦乏力等。调理时，应以补气健脾、温中散寒为主。

材料：糯米60克，山药80克。

做法：

1.糯米洗净，浸泡2小时；山药洗净去皮，切小块。

2. 将糯米、山药块入豆浆机中打成糊即可。

用法：糯米糊趁温热食用为宜，且注意一次不宜食用过多，以免产生胀气。

功效：糯米健脾暖胃、补中益气，山药补脾益肺，二者搭配能帮助调理脾胃虚寒、腹泻等症。

石榴皮红糖水，调理寒泻

对于脾胃虚寒引起的腹泻，调理以健脾暖胃、温中散寒为主，可以用石榴皮红糖水来调理。

材料：石榴皮 10 克，红糖 5 克。

做法：将石榴皮、红糖放入锅中，加大约 100 毫升的水；水烧开后用小火再煮 3 分钟即可。

用法：每天 1 剂。

功效：温中散寒，暖胃，止寒泻。

车前草粥，调理湿热泻

湿热型腹泻，夏秋之交最常见，与脾虚湿气有关。湿热泻的典型症状为大便黏腻，伴有口渴、食欲不振、浑身疲乏，大便质软、黏而味臭。调理以清热、利湿、止泻为主。

材料：草前草 10 克，红豆、白扁豆、陈皮各 5 克，大米 50 克。

做法：红豆与白扁豆用清水浸泡 2 小时以上；陈皮泡软切去白色内部，车前草洗净焯水备用；将所有材料放入电饭煲内，按煲粥功能键，煮 1 小时即可。

用法：每日 1 剂。

功效：除湿热，止腹泻。

延伸阅读

发生腹泻，预防脱水很重要

因腹泻容易造成脱水，所以要多喝温热的淡盐糖水。如果出现多次腹泻、量多，眼窝凹陷，皮肤松弛等脱水者，或高热不退等严重病症，应及时去医院就诊。

肥胖：消脂减肥，改善体胖

脾湿运化不畅是肥胖的一大诱因

中医指的"肥人"一般为肥胖之人或容易发胖的人。通常，他们体内的津液代谢不够通畅，容易生痰湿，导致肥胖。痰湿在体内会进一步影响脏腑经络功能，引发各种疾病。中医认为，脾主运化水湿，是津液代谢的总开关，一旦脾虚，运化功能减弱就会生痰湿，所以有"脾为生痰之源"一说。同时，脾虚还会使人气血不足、懒惰乏力、皮肤没有光泽等。想改善肥胖，需要运脾化湿。

按压足三里穴，可以调节脾胃、改善肥胖

足三里穴可以健脾益胃、促进消化，帮助清除体内多余的脂肪。

简易取穴：位于小腿前外侧，外膝眼下3寸。

按摩方法：用拇指和食指指腹按压足三里穴3~5分钟。

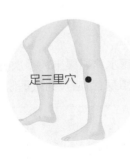

足三里穴 ●

陈皮大枣饮，改善寒湿型肥胖

寒湿型肥胖成因主要是环境潮湿、湿气侵入人体或体内水分过多、无法排出代谢废物。主要表现为四肢沉重、有齿痕等。调理寒湿型肥胖，健脾、利水、除湿很重要。

材料：大枣20克，陈皮10克。

做法：大枣、陈皮洗净，放入锅中，加适量水煎煮10分钟即可。

功效：大枣能补中益气，暖补脾胃；陈皮有健脾燥湿、化痰的作用。二者共用，可以健脾利湿、散寒，改善肥胖。

三瓜汁，改善湿热型肥胖

湿热型肥胖的人体内湿热较重，常表现为面色红、出汗、食欲旺盛、口干舌燥、便秘等。湿热型减肥的重点在于清热祛湿。

材料：西瓜皮、冬瓜皮、丝瓜皮各50克。

做法：将三种瓜皮洗净后，用水煮15分钟即可。

用法：代茶饮，每日1～2杯。

功效：西瓜皮性寒，有清暑利尿的作用；冬瓜皮可以消热毒、利小便；丝瓜皮可清火消肿。三者搭配有清湿热的功效。

五皮饮，
调理痰湿型肥胖

体内痰湿瘀滞易导致腹部肥胖，还伴有胸闷不舒、面色暗黄、痰多不爽、疲乏易困等。中医认为，痰湿型肥胖者的减重原则是健脾利湿、化痰。

材料：五加皮、地骨皮、生姜皮、大腹皮、茯苓皮各5克，冰糖适量。

做法：将上述药材洗净，放入砂锅，加清水，大火煮沸，转小火煮20分钟即可。

功效：五加皮有补益肝肾、利水消肿的作用；地骨皮可清肺肾虚热；生姜皮宣胃阳而散水；大腹皮行气宽胀、利水退肿；茯苓皮健脾利水。五者合用，可健脾化痰、祛湿，调理痰湿型肥胖。

黄芪茯苓水，
改善气虚型肥胖

气虚型肥胖的主要原因是肺气不足、脾胃虚弱。常表现为气短懒言、少气无力、腹胀、头晕等。气虚型肥胖应采取补气健脾的办法。

材料：黄芪100克，茯苓150克。

做法：

1. 黄芪、茯苓放入锅中，清水泡1小时后大火煮开，转小火煮半小时，滤出药汁。

2. 重新加水再煮两次，水开后煮半小时，滤出药汁。把三次的药汁混合在一起倒入锅内，煮大约30分钟后盛出，放入冰箱冷藏。

3. 每天取大约1/10放入随身杯，加开水调稀饮用。

功效：黄芪能补一身之气，茯苓有利水渗湿、宁心健脾的功效。二者搭配，适合调理气虚型肥胖。

胃痛：打通气血，改善胃腑环境

脾胃虚弱，容易引起胃痛

中医认为，胃痛的主要原因是胃气阻滞、胃络瘀阻、胃失所养，"通则不痛，痛则不通"。所以，伴有瘀血阻滞的人及久病体虚的人，都容易胃脘痛。中医调治胃痛的原理是健脾益胃，改善体内气滞血瘀的环境。

按压胃俞穴，改善胃痛症状

按压胃俞穴可以和胃降逆、健脾助运，有助于缓解胃痛症状。

简易取穴：在背部，第十二胸椎棘突下，后正中线旁开 1.5 寸。

按摩方法：用拇指指腹按压胃俞穴 50～100 次。

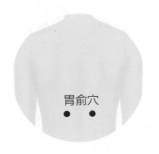

胃俞穴

莱菔子粥，消食导滞，缓解胃痛

饮食积滞是引起胃痛的原因之一，比如吃过多肥甘厚味食物、饮食不规律。典型症状是上腹部隐痛、胀痛、大便干燥等。调理饮食积滞引起的腹痛，应以消食导滞为主。

材料：莱菔子 10 克，大米 100 克。

做法：

1. 先把莱菔子炒至香熟，研成细末；大米淘洗干净，浸泡 30 分钟。
2. 锅内加适量水烧开，倒入大米煮粥，待粥将熟时放入莱菔子末，稍煮即可。

用法：每天早晚各 1 次。

功效：行气，消积，和胃。可用于调理饮食积滞引起的胃痛。

小建中汤，缓解胃寒疼痛

脾胃虚寒引起的胃痛，还伴有腹部发凉、大便清稀、面色发白、不思饮食、食后腹胀等症。这种情况可用小建中汤暖胃止痛。

材料：白芍6克，桂枝、生姜各5克，大枣3个，炙甘草3克，饴糖4克。

做法：将白芍、桂枝、生姜、大枣、炙甘草洗净后，煎煮30分钟，倒出药液，再将饴糖放入药液中，至其化开即可。

功效：温阳补中，散寒止痛。

南瓜小米粥，增进食欲

胃痛时若伴随食欲不佳，可选南瓜和小米搭配食用，以增进食欲。

材料：南瓜200克，小米60克。

做法：

1. 小米洗净；南瓜洗净，去皮、瓤和子，切小块。
2. 锅置于火上，倒入适量水煮沸，放入小米和南瓜块，大火煮沸后转小火煮至粥稠即可。

功效：健脾暖胃，缓解胃痛，增进食欲。

佛手青皮蜜饮，疏肝理气，止胃痛

肝气犯胃的症状常表现为上腹部隐痛或胀痛，连及肩背，恼怒诱发加剧。常有食欲不佳、食后腹胀、恶心、呃逆等症状，调理应以疏肝理气、和胃止痛为主。

材料：佛手15克，青皮10克，郁金5克，蜂蜜适量。

做法：将佛手、青皮、郁金洗净后入锅，加水煎煮2次，取汁，待汁转温后调入蜂蜜即可。

功效：疏肝理气，和胃止痛。

延伸阅读

胃寒疼痛，如何食养更有效

改善胃寒疼痛，可选用温胃和胃、行气止痛的食物，如小茴香、花椒、生姜、大枣、桂皮等。

常见骨骼疾病

骨质疏松症：补脏活血，壮筋骨

骨质疏松症的原因主要是脏虚精亏

骨质疏松症是一种常见的代谢性骨病，中老年人群容易患骨质疏松症。性激素水平低下以及钙质流失是导致中老年女性患骨质疏松的主要原因。中医认为，"肾主骨，生髓"，因此很多人都以为骨质疏松就是肾虚引起的，这种说法其实是不全面的。骨质疏松主要是由脏虚精亏导致脏腑功能整体失调所致。调理骨质疏松症，需要补益肝肾、健脾祛瘀。

按揉命门穴，强筋健骨

命门穴有强肾固本、温肾壮阳、疏通督脉的作用，可有助于改善骨质疏松。

简易取穴：命门穴位于腰部，当后正中线上，第二腰椎棘下凹陷处。

按摩方法：用拇指指腹按揉命门穴50～100次。

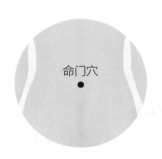

命门穴

黄豆猪骨汤，健脾壮骨

提前预防骨质疏松很重要，可以常喝黄豆猪骨汤。

材料：猪骨250克，黄豆100克，生姜10克，料酒10克，盐适量。

做法：

1. 黄豆提前用水浸泡5~6小时，猪骨洗净、切断，置水中烧开，去除血污。
2. 将猪骨放入砂锅内，加生姜、料酒、盐，加1000毫升水，煮沸，转小火煮至骨烂，放入黄豆煮至豆烂即可。

功效：猪骨有补脾气、生津液、补中益气、养血健骨的功效；黄豆富含蛋白质、B族维生素、钙、铁、磷等，可以预防骨骼老化、骨质疏松。

桑葚枸杞子饭，
改善肝肾阴虚型骨质疏松

根据中医学"虚则补之"的治则，肝肾阴虚引起的骨质疏松应以滋肾养肝、补骨止痛为治疗原则。可以吃桑葚枸杞子饭滋补肝肾。

材料：桑葚子、枸杞子各 15 克，大米 80 克。

做法：将桑葚子、枸杞子、大米淘洗干净放入电饭锅，加水焖成米饭即可。

功效：桑葚子、枸杞子滋补肝肾，大米和胃，适用于改善肝肾阴虚型骨质疏松。

右归丸，
温补肾阳、抗骨质疏松

中医认为"肾主骨"，长期肾阳虚容易导致骨质疏松。右归丸有温补肾阳，预防骨质疏松的作用。右归丸为中成药，可在医生的指导下服用。

功效：温补肾阳。主治肾阳不足、命门火衰引起的腰膝酸冷，可预防骨质疏松。

猪皮续断汤，
减轻骨质疏松引起的疼痛

腰酸背痛是骨质疏松的常见症状，可以喝猪皮续断汤缓解。

材料：猪皮 200 克，续断 10 克，生姜 10 克，黄酒、盐各适量。

做法：

1. 猪皮洗净，去毛，切小块，放入锅内，加生姜、黄酒、盐。

2. 取续断煎浓汁加入锅内，加适量水，慢火煮至猪皮烂即可。

用法：每天 1 次，分次服。

功效：猪皮含丰富的胶原蛋白，胶原蛋白对软骨、结缔组织健康有益；续断有强筋健骨、益肝肾的作用。

风湿性关节炎：行气活血，祛风湿

风湿性关节炎的"祸首"——风寒湿邪

中医认为，风湿的形成主要是风、寒、湿三者引起的。风湿性关节炎的主要症状表现是关节疼痛，并伴有红、肿、热的炎症表现，还可能出现肌肉酸痛，全身疲乏等不适。中医调治风湿性关节炎，主要以祛风散寒、通络止痛、活血化瘀等为主。

艾灸阳陵泉穴，舒筋通络、行气活血

艾灸阳陵泉可以舒经通络、行气活血，将体内的风寒邪气、气滞血瘀排出。适用于膝关节炎及周围软组织疾病、腰痛、膝盖疼痛、脚麻痹、肩周炎等。

简易取穴：位于小腿外侧，胫骨小头前下方凹陷处。

调理方法：取坐位或仰卧位。点燃艾条，对准阳陵泉穴，距离皮肤 1.5~3 厘米处，温和施灸，每次15~20 分钟。

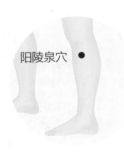

阳陵泉穴 ●

五加皮猪骨汤，祛风湿止痛

五加皮祛除风湿的效果很好，对此，《本草纲目》中早有记载："治风湿痿痹、壮筋骨。"五加皮同时还有补肾作用，适用于关节冷痛兼腰膝酸软。

材料：猪脊骨 400 克，杜仲、五加皮各 10 克，去核大枣 3 个，生姜 3 片，盐适量。

做法：所有材料洗净，放入砂锅内，加清水 2500 毫升，大火煮沸后改小火煲约 1.5 小时，加盐调味即可。

功效：祛风散寒，强筋健骨。